Die Entsäuerung des Körpers

Der ultimative Jungbrunnen und Schlankmacher!

Das Säure-Basen-Gleichgewicht als Konzept für ein gesundes und extrem langes Leben

von Patrizia Pfister

<u>Von der Autorin sind noch folgende Bücher erschienen:</u>

4 Weltzeitalter – 4 Welten?, Spurensuche nach den Ursprüngen der Menschheit, Asaro Verlag, ISBN 3-934625-06-1

Raumfahrt, ein zeitloses Phänomen, Bohmeier Verlag, ISBN 3-89094-341-1

Im Angesicht der Fremden, Eingriffe von anderen Wesen, Rothverlag, ISSN 1435-1056

<u>Demnächst erscheint:</u>

Das erste Drachenfeuer, eine Schlacht im Weltall?, *Bohmeier Verlag, ISBN 3-89094-361-6*

Die Tabellen (S. 50 bis 52) sind dem Buch von Eva-Maria Kraske, *Säure-Basen-Balance*, (Störungen & Symptome im Säure-Basen-Haushalt erkennen, Ernährungssünden ausgleichen, entschlacken, entgiften) entnommen. © Gräfe und Unzer Verlag GmbH, 1999. Wir danken dem Verlag für seine Abdruckerlaubnis.

Die Tabellen (S. 25 bis 32) sind dem Buch *Fitmacher für den Tag* von Klaus Oberbeil und Norbert Treutwein entnommen. Wir danken dem Verlag für seine Abdruckerlaubnis. (Klaus Oberbeil/Norbert Treutwein, *Fitmacher für den Tag*, © by Südwest Verlag GmbH & Co.KG, München.)

Gesamtherstellung: Bohmeier Verlag, Printed in Germany

ISBN 3-89094-360-8

Die Entsäuerung des Körpers

Der ultimative Jungbrunnen und Schlankmacher!

Das Säure-Basen-Gleichgewicht
als Konzept für ein gesundes und extrem langes Leben

von Patrizia Pfister

Inhaltsverzeichnis

Einführung

Dies ist keine wissenschaftliche Abhandlung und erhebt deshalb auch keinen Anspruch auf Wissenschaftlichkeit. Ich zog einfach mit 38 eine gesundheitliche Bilanz, und diese ließ mich aufschrecken. Da ich nicht nur die Verantwortung für meinen eigenen Körper habe, sondern auch für die Gesundheit meiner Kinder zuständig bin, versuchte ich herauszufinden, warum ich in diesem Alter schon so viele Alterserscheinungen und Zipperlein aufwies, die, hätte ich nicht dagegen gesteuert, zu ernsthaften Erkrankungen hätten führen können. Wenn man es genau betrachtet, war ich bereits ernsthaft krank, ohne es sehen zu wollen.

Durch einen Tipp auf einem Vortragstag in Berlin (danke, Renate!) wurde ich auf das Buch *Gesundheit durch Entschlackung* von Peter Jentschura und Josef Lohkämper aufmerksam, und das war das Schlüsselerlebnis, das mir half, die meisten meiner Beschwerden loszuwerden.

Dies ist nun ein Erfahrungsbericht über ein Konzept zur Kurierung all der lästigen Erscheinungen, die mein Leben weit weniger lebenswert machten, als es jetzt der Fall ist. Ich fühle mich heute, mit 40, wesentlich fitter, jünger und vitaler als mit 30. Und das sieht man mir auch an, denke ich.

Was ich in den letzten zwei Jahren lernte und dann in die Tat umsetzte, lesen Sie hier. Die Tipps, die ich gebe, kann jeder und jede anwenden. Bei ernsthaften Erkrankungen sollten Sie jedoch einen Arzt zu Rate ziehen, der sich schon mit Übersäuerung beschäftigt hat. Leider sind das bisher nur sehr wenige.

Meine Bestandsaufnahme mit 38 und mit 40 Jahren	
Beschwerden *vor* Beginn der Entsäuerung von A – Z	Beschwerden *nach* 2 Jahren intensiver Entsäuerung von A – Z
Altersfleck an der Stirn	~~Altersfleck an der Stirn~~
Brüchige Fingernägel	~~Brüchige Fingernägel~~
Chronische Verstopfung	~~Chronische Verstopfung~~
Haarausfall	Haarausfall
Hämorrhoiden	~~Hämorrhoiden~~
Häufige Muskelverspannungen	~~Häufige Muskelverspannungen~~
Jucken: Der Kopfhaut	Jucken: Der Kopfhaut
Jucken: Der Schienbeine	Jucken: Der Schienbeine
Jucken: oder Pieksen in den Fußsohlen	Jucken: oder Pieksen in den Fußsohlen
Jucken: Der Hände, mehrmals zum Notarzt	~~Jucken: Der Hände, mehrmals zum Notarzt~~
Knieprobleme	Knieprobleme
Körpergeruch	~~Körpergeruch~~
Krampfadern	Krampfadern
Leichte Reizbarkeit	~~Leichte Reizbarkeit~~
Periode 10 Tage lang	~~Periode 10 Tage lang~~
Schlecht heilende Wunden	~~Schlecht heilende Wunden~~
Schwaches Bindegewebe	~~Schwaches Bindegewebe~~
Sonnenallergie	~~Sonnenallergie~~
Stromschläge (nicht aus der Steckdose!)	~~Stromschläge~~
Übergewicht	~~Übergewicht~~
Übermäßiges Schwitzen	~~Übermäßiges Schwitzen~~
Verdauungsgase	Verdauungsgase
Vorzeitiges Ergrauen der Haare	Vorzeitiges Ergrauen der Haare
Weiße Flecken auf den Fingernägeln	~~Weiße Flecken auf den Fingernägeln~~
Zahnfleischbluten	~~Zahnfleischbluten~~
Zahlreiche Löcher in den Zähnen	keine neuen Löcher mehr

Sollten Sie auch nur eines dieser Zipperlein haben, und ich gehe jede Wette ein, dass es mehrere sind, lesen Sie unbedingt weiter, denn dort steht, woher sie kommen, und vor allem, was Sie dagegen tun können.

1. Das deutsche Gesundheitssystem

Die Deutschen waren lange Zeit zu Recht Stolz auf ihr Gesundheitssystem. Leider zeichnet sich nun ab, dass es zwar noch nicht in den letzten Zügen liegt, aber dennoch in der heutigen Form nicht mehr allzu lange Bestand haben wird.

Die vielen Krankheiten der Deutschen lassen sich nicht mehr bezahlen.

Was aber wird passieren, wenn das System zusammenbricht? Die derzeit angesetzten Sparmaßnahmen der Regierung werden sicher rigoros verschärft. Deshalb wird es höchste Zeit, dass wir uns wieder selbst um unseren Körper kümmern und ihm die so genannten Zivilisationskrankheiten austreiben, an denen andere (zumindest im Moment noch) so gut verdienen.

Das ist, finde ich, ein wichtiger Grund, seine Gesundheit wieder in die eigenen Hände zu nehmen, abgesehen davon natürlich, dass jedem die eigene Gesundheit sowieso am Herzen liegen sollte. Leider verlassen wir uns heutzutage viel zu sehr darauf, dass uns die Ärzte wieder gesund machen, anstatt selbst auf unseren Körper zu achten. Der französische Wissenschaftler Voltaire schrieb zu seiner Zeit:

„In der einen Hälfte unseres Lebens opfern wir die Gesundheit, um Geld zu verdienen, in der anderen opfern wir Geld, um die Gesundheit wiederzuerlangen. Und während dieser Zeit gehen Gesundheit und Leben von dannen.“

Dies gilt nicht nur für Voltaires Zeiten, sondern in weit höherem Maße auch für die unsere. Denken Sie daher daran:

Nicht der Arzt ist dafür zuständig, dass Sie gesund sind, sondern nur Sie selbst.

Als man in der Weimarer Republik das Gesundheitssystem einführte, wollte man die Kranken versorgt wissen, ohne dass sie die anfallenden Kosten selbst aufbringen mussten. Es sollte sichergestellt werden, dass auch jemand ohne großes Vermögen ärztlich versorgt wurde. Der Gedanke war, dass jeder einen Beitrag leistet, so dass die dadurch eingenommene Summe die Kosten für die Kranken decken würde. Dieser Gedanke ist sehr löblich und fürsorglich und das System funktionierte auch lange Zeit sehr gut.

Als man es etablierte, konnte allerdings niemand ahnen, dass keine hundert Jahre später die Deutschen sehr viel kranker sein würden als zum Zeitpunkt seiner Einführung und dass das eingenommene Geld daher nicht mehr ausreichen würde, alle anfallenden Krankheitskosten zu decken. (Hinzu kommen natürlich noch gewaltige Verwaltungskosten, aber sie sind nicht der Kern des Problems). Man versäumte es zum einen, in die vorbeugende Forschung genügend Geld zu investieren, und zum anderen essen wir noch immer so, als müssten wir Schwerstarbeit leisten, um am Leben zu bleiben. Büroarbeit erfordert aber längst nicht so viel tierisches Eiweiß in der Nahrung wie etwa das Jagen von Tieren oder das Arbeiten im Bergbau. Hinzu kommen Genussmittel wie Kaffee, Tee, Alkohol, Tabak und natürlich auch der Stress. Übermäßiger Lärm (Kino, Disko) stresst übrigens sehr.

Woran liegt es, dass wir trotz optimaler Lebensmittelversorgung (wir können in den Supermarkt gehen und dort einkaufen, was wir benötigen, was noch vor hundert Jahren nicht möglich war) nicht vor Gesundheit nur so strotzen? Heute gibt es Krankheiten, die man vor hundert Jahren kaum oder gar nicht kannte. Sicher, Seuchen und Krankheiten, die auf mangelnde Hygiene zurückzuführen sind, wurden, zumindest bei uns, weitgehend ausgerottet. Doch dafür schufen wir viele neue.

Schuld daran sind zum Teil die modernen Herstellungsverfahren von Lebensmitteln, die durch die Massenproduktion nötig wurden. Das Mehl beispielsweise wird durch Stahlwalzen gemahlen, die praktisch keine Vitalstoffe mehr übrig lassen. Sie werden buchstäblich zermalmt. Vitalstoffe findet man im weißen Mehl fast gar keine mehr. Aus dem so genannten Auszugsmehl ist das Gesunde herausgezogen. Es schadet dem Körper sogar. Mehr Vitamine und andere Stoffe findet man da schon in den Vollkornmehlen, da in diesen wenigsten die Schalen des Getreides (Träger zahlreicher Vitalstoffe) mitverarbeitet wurden. Aber auch sie werden auf die gleiche Weise gemahlen. Will man möglichst viel „Leben“ essen, sollte man selbst malen. Für das tägliche Müsli lohnt sich daher die Anschaffung einer kleinen Kaffeemühle.

Es gibt allerdings auch wieder Studien, die belegen, dass Menschen, die nur Vollkornerzeugnisse zu sich nehmen, auch nicht gesünder sein sollen als andere. Wie so oft liegt die Wahrheit wohl in der Mitte. Mischt man beim Backen Vollkorn mit Weißmehl, dann hat man die Vorteile des Weißmehls (es geht besser auf) mit den Vitalstoffen des vollen Korns vereint; außerdem schmeckt es so auch noch sehr viel besser.

Aber da sind wir schon bei den praktische Tipps. Sehen wir uns erst mal die Ursachen für die vielen Krankheiten an.

Unsere gesamte Medizin, ausgenommen die Unfallmedizin, ist auf die Bekämpfung von Krankheitssymptomen ausgerichtet. Bei den allermeisten Krankheiten kennt man nämlich nach wie vor die Ursachen nicht – trotz intensiver Forschung! Erst in den letzten Jahren scheint sich herauszukristallisieren, dass die Übersäuerung des Körpers die Grundursache vieler Krankheiten und Beschwerden ist. Eine Erkenntnis, die im indischen Ayurveda und anderen uralten Heilverfahren schon seit Jahrhunderten, vielleicht seit Jahrtausenden bekannt ist. Entsprechend sind dort auch die Heilverfahren darauf abgestimmt.

So, wie wir durch den sauren Regen unsere Umwelt versäuern, übersäuern wir auch unsere Körper. Säuren sind symptomatisch für unsere Zeit.

2. Sind Sie sauer? – Das hat seinen guten, oder vielmehr schlechten Grund

Ein merkwürdiges Symptom sollte uns zu denken geben. Bei allen festgestellten Krankheiten, gleichgültig, worum es geht, liegt auch gleichzeitig eine Übersäuerung und Verschlackung des Körpers vor. Das ist wissenschaftlich erwiesen! Die Übersäuerung müsste also ursächlich mit der Krankheit zu tun haben. Sie ist mehr als nur eine Begleiterscheinung!

Ist es so, dann brauchen wir den Körper nur noch von den überflüssigen Säuren, Giften und Schlacken zu befreien, um vollkommene Gesundheit zu erlangen und damit auch das Altern hinauszuzögern. Das Erhalten oder auch Wiederherstellen des Säure-Basen-Gleichgewichts, ist eine zwingend notwendige Maßnahme, wenn man alt werden und dabei gesund bleiben will.

Wissenschaftler hielten eine kurzlebige Zelle über 26 Jahre lang nur dadurch am Leben, dass sie ihren Abfall (Gifte, Schlacken, Säuren) beseitigten. Als sie dies einmal vergaßen, starb die Zelle, die eigentlich schon nach Monaten hätte sterben müssen.

Ein säure-, gift- und schlackenfreier Körper müsste uns mindestens die biologisch (oder wem das lieber ist: die von Gott) gegebene Lebensspanne von 120 Jahren bescheren können, und das, ohne dabei senil, gebrechlich und pflegebedürftig zu werden!

Würden das die Krankenkassen erkennen und alle ihre Kunden einer Entsäuerungstherapie unterziehen, würde das zwar erst einmal eine Menge Geld verschlingen, aber auf lange Sicht wären die Kunden nicht mehr so krank und dann könnten die Kassen richtig Geld verdienen und sich und das gesamte Gesundheitssystem gründlich sanieren. Allerdings gäbe es dann eine Menge Arbeitslose mehr, nämlich Ärzte, Arzthelfer, Apotheker usw.

Es hätte allerdings noch andere Auswirkungen, die eigentlich nicht gewollt sein können, denn unsere Senioren, die spätestens mit 60 (heutzutage oft schon sehr viel früher) mit dem Arbeiten aufhören, könnten dann mindestens noch einmal so lange ihren Ruhestand genießen. Mathematisch sähe das so aus:

40 Jahre arbeiten = 60 Jahre Rente kassieren.

Das würde unser Rentensystem, das ohnehin kaum noch funktioniert, vollends ruinieren. Hier müsste allerdings ohnehin ein neues Konzept her.

Doch sehen wir uns jetzt einmal an, was in unserem Körper abläuft und uns die so genannten Zivilisationskrankheiten beschert.

Das Zauberwort, dem wir schon begegnet sind, heißt:

Säuren-Basen-Gleichgewicht

Immer mehr Menschen erkennen, dass sie „nur“ dieses Gleichgewicht beachten müssen, um wieder gesund zu werden und es dann auch zu bleiben. Das ist allerdings gar nicht so einfach, denn es bedeutet, dass man sich gegen die heutige Ernährungsweise, gegen die gesellschaftliche Strömung, stellen muss. Doch ist es machbar und auch unbedingt notwendig. Wenn wir dies nicht tun, werden unsere Kinder und Kindeskinder degenerieren und eine gesunde gesellschaftliche Struktur kann sich nicht auf der Basis von so vielen Kranken entwickeln. Ich frage mich, ob der derzeit mangelnde Pionier und Erfindergeist, nicht schon eine Auswirkung der „versäuerten Gehirne“ ist. Leben genügend Menschen nach dem Säure-Basen-Gleichgewicht, so wird es modern werden, gesund zu leben, und man hat eine neue Strömung kreiert. Dann wird es auch wieder mehr Lebensmittel in der erforderlichen Qualität geben, einfach, weil danach verlangt wird. Um das zu erreichen, müssen die Menschen aber informiert werden, und das versuche ich hier zu tun.

Woran liegt es, dass Frauen einige Tage vor der Menstruation gereizt und so leicht „sauer“ sind? – Der Körper sammelt die Säuren (= Stoffwechselabfallprodukte) im Blut, um sie dann ausscheiden zu können. Die Frauen sind dann „giftig“ und „sauer“, sowohl im physischen als auch im psychischen Sinn, ohne etwas dafür zu können. Sie scheiden ihre Abfälle über die Monatsblutung schließlich aus. Das wusste schon Hildegard von Bingen, die in diesem Zusammenhang von „schlechten Säften“ spricht. Sammelt die Frau durch falsche Lebensweise allerdings mehr Abfälle an, als der Organismus verkraften kann, bekommt auch sie Probleme.

Menschen, deren Säuren-Basen-Gleichgewicht nicht in Ordnung ist, machen das gleiche durch, und zwar ständig. Aber es sind nicht nur die Launen, die uns hier beschäftigen. Das Ganze geht viel tiefer, bis in die einzelnen Zellen des Organismus. Spürt man nämlich gesundheitliche Auswirkungen, ist bereits eine tief greifende Schädigung eingetreten.

Männern fehlt diese Entsäuerungsmöglichkeit. Das ist auch der Grund für die vielen Kahlköpfe schon in jungen Jahren. Das hat mit Genetik gar nichts zu tun. Der prozentuale Anteil genetischer Kahlköpfigkeit ist verschwindend gering. Er liegt bei nur einem Prozent. Daher gibt es auch eine gute Nachricht: Männer können ihre Haar wieder sprießen lassen, wenn sie sich einer rigorosen Entsäuerungskur (siehe unten) unterziehen, egal, wie lange sie schon „blank“ sind. Durch regelmäßige Massage der Kopfhaut (nämlich mit den Fingerkuppen am Haaransatz von vorne nach hinten die dort angesammelten Säuren bis in den Nacken schieben) kann dies unterstützt werden. Fängt dann der Rücken zu jucken an, hat man es richtig gemacht, denn dann werden dort die Säuren über die Haut entfernt.

Männer werden allerdings in den Wechseljahren mit den Säuren auch besser fertig als Frauen, denn sie sind es ja gewohnt, ihren Abfall zu verstoffwechseln. Frauen, die die Wechseljahre hinter sich gelassen haben, stehen hingegen plötzlich vor dem Problem, dass ihr Körper nicht mehr entschlacken und entsäuern kann. Er versucht durch übermäßiges Schwitzen den Abfall über die Haut loszuwerden. Die Hitzewallungen sind ein weiterer Versuch, den Abfall durch Verbrennung zu entsorgen. Oft setzt nun der Haarausfall ein, den Männer schon früher erleiden.

Sorgt man nicht dafür, dass die Säuren und Schlacken aus dem Körper gespült werden, schwindet die Lebensfreude dahin. Gute Laune und leichtes Fertigwerden mit Problemen wird dann zur Seltenheit. Man ist geplagt von diesen und jenen Zipperlein. Das gilt für Jung und Alt gleichermaßen. Das Leben wird immer weniger lebenswert und schließlich begrüßt man den Tod sogar.

Migräne, Rheuma, Krebs, Herzinfarkt und Diabetes mellitus (Zuckerkrankheit), Psychosen und Neurosen sind gekennzeichnet durch einen übersäuerten Körper. Das gleiche gilt für Allergien aller Art, Neurodermitis und Ähnliches. Der Grund, warum so viele Kinder unter Neurodermitis leiden, ist, dass schon die Eltern übersäuert sind und dies, ohne es zu wissen, an die Kinder weiter geben. Zwergenwuchs und Augenprobleme gibt es aus dem gleichen Grund heutzutage viel häufiger.

Ist das Kind von Geburt an mit Neurodermitis geschlagen, so produziert der Organismus von vornherein wohl zu viele Säuren. Ob das noch zu ändern ist, bezweifle ich. Was man jedoch tun kann, ist, die anfallenden Säuren aus dem Körper zu entfernen. Führt man die Grundentsäuerung durch und bleibt man dann bei einer regelmäßigen Entsäuerung, vielleicht einmal pro Woche, so müssten die Beschwerden auf Dauer verschwinden. Eine überwiegend basische Ernährung ist dann allerdings zwingend notwendig.

Schlacken, also neutralisierte Säuren, werden, außer im Bindegewebe und im Fett, auch in der Plazenta „zwischengelagert“ und warten dort auf den Abtransport. Wird die Frau schwanger, hat der Fötus keinen guten Start, denn er bekommt den Abfall seiner Eltern mit auf den Weg.

Aus gutem Grund fasten indische Paare wochenlang, bevor sie daran gehen, Nachwuchs zu zeugen!

Ich selbst bin nur 1,54 groß und extrem kurzsichtig. Bevor ich mit dem privaten Studium der Übersäuerung begann, hatte ich keine Ahnung, weshalb. Auch dass ich mit zarten drei Jahren fast nur schwarze Milchzähne hatte, lag an meiner Übersäuerung und nicht etwa am Naschen, denn damals erhielt ich kaum Süßigkeiten. Auch meine Nierenprobleme lassen sich auf schon kindliche Übersäuerung zurückführen. Umso schwerer ist es nun für mich, diese Altlasten zusätzlich zu meinen eigenen Ernährungssüden, die ebenfalls beträchtlich waren, loszuwerden.

Ich trank zu viele Colagetränke, die auf gleich dreifache Weise übersäuern:

1. Sie sind an sich so sauer wie jeder beliebige Essig. Das kann man mit Säure-Mess-Streifen aus der Apotheke selbst überprüfen.

2. In die Colagetränke wird so viel Zucker geschüttet, dass sie nicht mehr sauer schmecken. Der Zucker richtet enorm viel Unheil in unserem Körper an Um mit dem Zucker fertig zu werden, muss der Organismus Insulin ausschütten. Dieses bewirkt, dass der Blutzuckerspiegel innerhalb der gewohnten , sehr engen, Bahnen (ph-Werte zwischen 7,35 und 7,45) bleibt. Als Abfallprodukt dieses Vorganges fällt Oxalsäure an, die dann neutralisiert werden muss, damit sie dem Körper nicht schadet.
3. Die dritte Übersäuerungsart der Colagetränke liegt in der Kohlensäure, denn auch mit ihr muss der Körper erst einmal fertig werden. Kohlensäure wird vom Körper übrigens durch Abatmen über die Lunge entsorgt.

Wer ohne ersichtlichen Grund heftig atmet, hat zuviel Kohlensäure im Körper.

Um die bei der Verstoffwechselung entstehenden Säuren (Oxalsäure, Essigsäure, Kohlensäure) nur einer einzigen Cola zu neutralisieren, benötigt der Körper sehr viele Mineralien. Fehlen die in der Nahrung, holt er sie sich aus den Depots im Haarboden, den Fingernägeln, den Zähnen oder gar den Knochen. Somit sind Haarausfall und Löcher in den Zähnen (oder weiße Stellen in den Zähnen) allein durch Colagetränke schon vorprogrammiert. Wenn ich das früher gewusst hätte, hätte ich mir viel Kummer und Entsäuerungsarbeit erspart.

Da kann man fast glauben, dass es eine fast 100 Jahre alte Schrift geben soll, in der man ein Getränk anpreist, das man erfunden hat, um mit der Zeit die Bevölkerung zu reduzieren.

Selbst wenn die Säure im Organismus mit Hilfe von Mineralien neutralisiert ist, ist sie damit nicht ungefährlich geworden, denn die nun zu einem Salz gewordene Säure muss noch aus dem Körper ausgeschieden werden, sonst setzt sie sich als Schlacke (Säure in kristalliner Form) irgendwo fest, wo sie zunächst nicht stört, auf Dauer jedoch Krankheiten verursacht. Piekst es in Ihren Gelenken? – Jetzt wissen Sie, weshalb! Es sind die Kristalle, die die Schmerzen verursachen. Und die kann man entfernen!

Auf einem Vortrag, den ich zu diesem Thema hielt, wurde mir von einer Frau erzählt, deren Tränenflüssigkeit bereits aus Kristallen besteht und die sogar Kristalle schwitzt. Unterzieht sich diese Frau nicht schleunigst einer Entsäuerungskur, wird sie sehr bald tot sein.

Durch unseren Stoffwechsel entstehen Säuren im Körper, genauso wie Basen. Das ist das so genannte Säuren-Basen-Gleichgewicht. Wie der Name schon sagt, müssen beide im Gleichgewicht sein. Durch die Zivilisationskost ist dies jedoch bei den meisten Menschen der westlichen Welt nicht mehr der Fall. Mit einer gewissen Menge an Säuren wird der Körper fertig, denn er besitzt ja auch Entgiftungsorgane wie die Leber und die Bauchspeicheldrüse. Ein Zuviel an Säuren überfordert jedoch den Organismus. Säuren entstehen, wie gesagt, im Körper, werden jedoch auch von außen zugeführt. Stress fördert die Säureproduktion, genauso wie zu viele negative Erlebnisse. Auch wenn man sein Leben voll „Action“ packt, kann das übersäuern. Umweltgifte aller Arten tragen das Ihrige dazu bei. Vergiftet wird man auch durch Medikamente.

Sie dämmen auf der einen Seite ein Leiden ein, verursachen aber durch ihre Gifte wieder andere. Diese Gifte kann man jedoch alle loswerden. Das gilt auch für Gifte, die man beispielsweise beim Arbeiten mit Farbe einatmet. Als ich meinem Mann nach einer solchen Arbeit einmal Salzsocken verpasste, staunte er nicht schlecht, über die starke Reaktion (Juckreiz), die ihn Nachts sogar aufwachen ließ.

Den Löwenanteil an der Versäuerung hat jedoch die moderne Ernährung.

Sie mag modern sein, gesund ist sie nicht. Damit ist noch nicht einmal das Fast Food gemeint. Dass das nicht gesund ist, weiß vermutlich jeder. Gemeint ist der "normale" tägliche Speisezettel.

Naturvölker ernähren sich überwiegend basisch, das bedeutet: fast nicht säuernd. Ihre Lebenserwartung (beispielsweise die der Hunzas) ist daher oft auch deutlich höher als unsere. Hunza-Ehepaare werden gemeinsam oft über 100 Jahre alt. Hier gibt es den Unterschied in der Lebenserwartung zwischen Männern und Frauen nicht so wie bei uns.

Das Verhältnis basischer zu säuernder Nahrung sollte 4:1 betragen.

Zum Leidwesen unserer Körper sorgt die moderne Ernährung jedoch dafür, dass das Verhältnis genau anders herum ist. Mit dieser Säuremenge wird der Körper dann natürlich nicht mehr fertig.

Die Säuren, die beispielsweise durch übermäßigen Fleischkonsum anfallen, müssen neutralisiert und verdünnt werden. Dazu benötigt der Körper Mineralien. Würden wir uns überwiegend basisch/vegetarisch ernähren (Obst und Gemüse), bekäme der Körper die Mineralien, die er braucht. Leider ist es jedoch so, dass beispielsweise Salate oder eine Gemüsesuppe nur selten als Hauptgericht auf dem Speiseplan stehen. Der Körper macht das einzige, das er machen kann: Er holt sich zum Selbstschutz die Mineralien aus den vorhandenen Depots, Depots, die bei einem gesund auf die Welt gekommenen Menschen bis an den Rand gefüllt sein sollten. Leider werden sie durch falsche Ernährung geplündert, während gleichzeitig der Pegel der Abfälle im Körper immer weiter steigt. Die Folgen sind beispielsweise Haarausfall, denn das Haar kann wegen der fehlenden Mineralien nicht mehr ernährt werden. Nägel werden brüchig, denn es fehlen die nötigen Stoffe für ihre Festigkeit. Auch die weißen Flecken auf den Nägeln sind typische Mangelsymptome. Diese Erscheinungen sind keineswegs nur kosmetischer Natur, sondern bereits Anzeichen für tief greifende negative Vorgänge im Körper.

Für den Körperchemiker ist der Vorgang unserer stofflichen Alterung nichts als kontinuierlicher Mineralstoffverzehr zwecks Säureneutralisierung.

Ein durch gesunde Eltern gezeugtes Kind kommt mit vollen Depots auf die Welt und auch mit einem idealen ph-Wert des Blutes von 8,0. Leider geht es von nun an kontinuierlich bergab. Das Ergebnis sind **Alterung** und **Zivilisationskrankheiten**. Füllt man die Depots wieder auf, so verschwinden sowohl die Alterserscheinungen als auch die Krankheiten. Leider weiß das kaum jemand, und so müssen wir eine traurige Bilanz ziehen:

90% aller Deutschen und auch aller Europäer haben einen zu niedrigen pH-Wert (s. u.).

Das überrascht nun nicht mehr. Es lässt sich jedoch ändern und auch die Sterblichkeitsrate, die auf Grund der Zivilisationskrankheiten sehr hoch ist, könnte viel niedriger liegen. Das gilt sogar für alle Krebsarten. Den ph-Wert von 8,0 erreicht heute in der westlichen Welt keiner mehr. Interessant wären hier Untersuchungen beim Volk der Hunzas. Dort haben vermutlich alle noch fast diesen Idealwert

Meine zweite große Essenssünde war die Schokolade. Ich tappte, wie so viele andere auch, in die Insulinfalle.

Führt man dem Körper Zucker, egal in welcher Form (Industriezucker, Fruchtzucker, Honig), zu, so versucht der Organismus den Zucker wieder abzubauen. Der Grund liegt darin, dass der Blutzuckerspiegel nur geringfügig schwanken darf. Um einen bestimmten Wert (zwischen 7,35 und 7,45) aufrecht zu erhalten, schüttet er nun Insulin aus. Nach der Bekämpfung des Zuckers (der beispielsweise auch in Ketchup, Mayonnaise und Senf steckt) ist der Blutzuckerspiegel niedriger als vorher, also hat man wieder das Bedürfnis zu naschen und der Kreislauf beginnt von vorne. Hier auszubrechen ist sehr schwer. Schafft man das nicht (ich arbeite selbst noch daran), und gönnt sich zumindest hin und wieder etwas Süßes, so sollte man wenigstens dagegen steuern. Wie, erfahren Sie in Kapitel vier.

Zusätzlich aß ich wie die meisten anderen auch Fleisch, ohne zu wissen, dass ich das mit der Blutgruppe A gar nicht dürfte. Übermäßiger Fleischkonsum ist aber allen abträglich. (Was es mit den Blutgruppen auf sich hat, erfahren Sie etwas weiter unten).

Als ich erkannte, dass meine vielen Probleme mit dem Säuren-Basen-Gleichgewicht zu tun haben, beschloss ich, etwas dagegen zu tun. Die erste Maßnahme war, mich darüber zu informieren, was es damit überhaupt auf sich hat. Dabei wird einem ständig der Ausdruck „ph-Wert" um die Ohren gehauen.

Was ist das also, der pH-Wert? Die meisten Leser werden diesen Ausdruck in Zusammenhang mit pH-neutraler Seife schon einmal gehört haben. In der Werbebranche wird viel Geld dafür ausgegeben, „neutrale" Seife anzupreisen und an den Mann zu bringen. Dass sie damit sogar unserer Gesundheit schaden, werde ich etwas später ausführen. Das gilt übrigens generell für die Körperpflege, die heute säuernd wirkt anstatt basisch, wie sie sein sollte.

Der pH-Wert ist der Messwert für den Grad der sauren bzw. basischen Reaktion eines Stoffes, in unserem Fall die Körperflüssigkeiten.

Die Kürzel „pH“ steht für das lateinische „potentia hydrogenii“ = Stärke des Wasserstoffes. Säuren sind chemische Verbindungen, die Wasserstoff enthalten. Sie schmecken sauer und haben daher ihren Namen. Sie reagieren relativ schnell mit Metallen oder Basen.

Die Skala des Säuregrades reicht von 0 bis 14, wobei 0 den stärksten Säuregrad und 14 die höchste basische Reaktion bezeichnet. Bei 7 liegt der neutrale Punkt, den reines Wasser aufweist. Die pH-Skala sieht dann folgendermaßen aus:

1	**2**	**3**	**4**	**5**	**6**	**=**	**Säure**

7	**=**	**Neutral**

8	**9**	**10**	**11**	**12**	**13**	**14**	**=**	**Base**

Je niedriger der Säurewert, desto stärker die Säure, wobei ein Wert von 6,0 zehnmal stärker als ein Wert von 7,0 und 5,0 schon hundert mal stärker als 7,0 ist.

Sollte ihr pH-Wert unter 6 liegen, ist es höchste Zeit, etwas zu unternehmen. Was, Sie konkret tun können, erfahren Sie bald.

Mein eigener ph-Wert ist nach zwei Jahren Entsäuerung auf 7,0, also neutral, gestiegen. Welchen Wert ich anfangs hatte, weiß ich allerdings nicht, da ich damals noch nicht gemessen hatte. Er muss jedoch fürchterlich niedrig gewesen sein, garantiert unter 6.0.

Als ich aber einmal einen Käsekuchen aß, weil ich dachte, ich kann es mir wieder erlauben, fiel er am nächsten Tag auf 6,5. Das bedeutet, dass er schon fünfmal schlechter als vorher war. In diesem überaus leckerem Käsekuchen sind gleich drei Dinge enthalten, die nicht nur mir schaden: Eier, Zucker, Milchprodukte.

Messen kann man den ph-Wert im Urin, per Teststreifen, aus der Apotheke. Oder aber Sie schaffen sich das Buch *Übersäuerung, Krank ohne Grund* von Norbert Treutwein an. Da können Sie die näheren Informationen zum Säuren-Basen-Gleichgewicht nachlesen und auch gleich die Teststreifen benutzen, die darin enthalten sind.

Messen sollte man über den Tag verteilt fünf mal, und zwar zwischen 6.00 und 7.00 Uhr früh. Da müsste der Wert leicht sauer sein. Das nächste mal um 9.00 Uhr. Da müsste das Ergebnis zwischen leicht sauer bis neutral sein. Um 12.00 Uhr darf das Ergebnis im sauren Bereich liegen. Aber beim Nachmittagstest, um 15 Uhr, muss ein basischer Wert erscheinen, also eine kräftige blaue Farbe. Die Abendmessung erfolgt um 19.00 Uhr und darf wieder etwas sauer sein. Passt dies alles, sind Sie nicht übersäuert. Die Regel ist allerdings, dass die ersten vier Werte alle im deutlich sauren Bereich liegen und der letzte ins basische abrutscht. Das ist ein deutliches Zeichen für schwere Übersäuerung. Während der Sommerzeit muss man überall eine Stunde dazurechnen.

Unser Körper scheidet die Abfallstoffe aus. Am Urin, kann man daher ablesen, wie es um den Körper bestellt ist. Allerdings gibt es hier Einschränkungen. Alle sechs Stunden durchläuft eine Säureflut den Körper und um drei Stunden versetzt wiederum alle sechs Stunden eine Basenflut, ähnlich den Gezeiten der Meere. All diese Flüssigkeitsbewegungen sind vom „Auf und Ab" des Mondes verursacht und daher bei allen Menschen gleich, die im selben Einflussbereich des Mondes leben. Erwischt man gerade eine solche Flut, ist der Wert nicht aussagekräftig. Daher sollte man sich an die angegebenen Uhrzeiten halten. Von den fünf Werten bildet man den Mittelwert, und dann weiß man ungefähr, wo man steht. Allerdings gibt es auch Fälle, in denen die Säuren schon als Schlacken abgelagert sind und daher im Urin nicht mehr viel abzulesen ist.

Basen sind Stoffe, die man als das Gegenteil von Säuren bezeichnen könnte, denn unser Körper reagiert entgegengesetzt auf die beiden Stoffsorten. Basen (darin sind Mineralien enthalten) reagieren mit Säuren und bilden neutrale Salze. Auf diese Weise können Säuren gebunden und aus dem Körper geschwemmt werden. Das heißt, wenn man dem Körper die Chance dazu gibt.

Allerdings dauert es eine Weile, bis Säuren gebunden sind, denn sie müssen dorthin transportiert werden, wo die Mineralien sind. Juckt es sie am Kopf, so wurden unter die Kopfhaut gerade Säuren geschoben, um neutralisiert zu werden. Auf dem Weg dorthin können sie Drüsen und andere Körperteile verletzen. Schon darauf sind einige Erkrankungen zurückzuführen. Es sind schließlich echte Säuren im chemischen Sinne, also ätzend und damit verletzend.

Harnsäure entsteht durch den Genuss von:

Fleisch, Essigsäure, Konsum von Süßwaren, schlechte Fette, Light-Getränke

Gerbsäure und Salzsäure entsehen durch:

Genuss von Kaffee, Genuss von Schwarzem Tee

Milchsäure entsteht durch:

Übertriebene Muskeltätigkeit, Acetylsalizylsäure aus Schmerztabletten

Schwefelsäure entsteht durch:
Genuss von Schweinefleisch, Zurückhalten von „Winden“

Salpetersäure entsteht durch:
Genuss von Pökelfleisch, Genuss von Käse

Oxalsäure entsteht durch:
Spinat, Rhabarber, Kakao (Schokolade)

Hat man bereits durch übermäßigen Zucker und Schokoladekonsum übermäßig viel Oxalsäure im Körper, sollte man die folgenden Obst- und Gemüsesorten kennen, da sie ebenfalls Oxalsäure in größerer Menge produzieren:

< 20 mg/100g)	**bis 800 mg/100g**
Brombeeren	**Mangold**
Erdbeeren	**Baumstachelbeeren**
Chicorée	**Bohnen, grün**
Himbeeren	**Petersilie**
Löwenzahn	**Portulak**
Mango	**Rhabarber**
Mirabellen	**Rote Beete**
Paprika	**Sauerampfer**
Pflaumen	**Spinat**
Stachelbeeren	

Diese Lebensmittel sind daher nicht empfehlenswert und man sollte sie sogar meiden, zumindest, bis das Gleichgewicht wieder hergestellt wurde. Dann können sie wieder verzehrt werden.

Die körpereigenen Abwehrmechanismen arbeiten äußerst effektiv. Die Leber, die Bauchspeicheldrüse und die Galle sind für die Abfallbeseitigung zuständig. Sind sie jedoch überfordert, weiß der Körper nicht mehr, wohin mit dem „Dreck“. Er hat daher nur die Möglichkeit, Abfall erst einmal zu lagern, um ihn dann später abzubauen. Hat der Organismus keine Gelegenheit, den Abfall auf die übliche Weise (per Urin) zu beseitigen, weil die Ernährungsweise falsch ist und die Warteschlangen immer länger werden, wird der gesamte Körper zu einer einzigen Müllhalde. Krankheiten sind die Folge.

Die Säuren werden durch Mineralien neutralisiert und mit Wasser verdünnt (daher die Wasseransammlungen im Organismus). Auf diese Weise können sie die Zellen nicht mehr verätzen. Aber nun sind die Säuren, die ohnehin schon gefährlich sind, zu

Schlacken (Salze in kristalliner Form) geworden, die erst einmal zwischengelagert werden, und da fangen die Probleme an bzw. gehen eigentlich weiter, denn die Säuren selbst richten ja auch schon genug Schaden an, durch Mineralienraub und Verätzungen.

Könnten die Abfälle sofort ausgeschwemmt werden, wäre alles „in Butter". Da jedoch ständig Säuren nachkommen, bilden sich Warteschlangen (beispielsweise Hämorrhoiden).

Nach einem meiner Vorträge zu diesem Thema kam eine Frau auf mich zu, die über Wasser in den Händen und Beinen klagte. Ich gab ihr zwei Kapseln von meinen Mineralien, die ich als Anschauungsobjekte bei Vorträgen immer bei mir habe. Eine Stunde später kam sie überglücklich zu mir. Das Wasser war verschwunden und sie hatte keine Schmerzen in den Beinen mehr. Ich habe nicht nachgefragt, aber sie war sicher zwischendurch auf der Toilette und konnte so die gebundenen Säuren loswerden.

Die Lagerung des Schlacken-Mülls erfolgt sozusagen von außen nach innen. Zunächst im Fettgewebe, dann im Bindegewebe und anschließend geht es in immer tiefere Bereiche. Harnsäure beispielsweise wird in den Gelenken gelagert und piekst dann von innen. Gicht und Rheuma kommen so zustande. Arthrose und Arthritis ebenfalls.

Das Trinken von Grünem Hafertee löst diese Kristalle. Sie müssen dann durch viel Wassertrinken über den Urin ausgeschieden werden. Auf diese Weise kann man diese schmerzhaften Krankheiten völlig loswerden. Es gibt jedoch noch einen Tee, der ähnliches bewirkt. Bei oben genanntem Vortrag hatte genau die gleiche Dame einen Tee von Herba dabei, der „Kräutertee" heißt. Ich trank am Vormittag eine ganze Kanne davon und hatte dann am Nachmittag geschwollene Knie (Sie erinnern sich, in meiner Bestandsaufnahme stehen die Knieprobleme noch immer), genau wie es in Peter Jentschuras Buch beschrieben wird. Hier hatten sich durch den Kräutertee Schlacken gelöst. Ich nahm zusätzlich zwei Mineralienkapseln und eine Stunde später waren die Probleme beseitigt. Zu den weiteren Tipps jedoch später mehr.

Die lebenswichtigen Organe versucht der Körper so lange wie möglich schlackenfrei zu halten, doch irgendwann ist ein Vergiftungsgrad erreicht, der dann zu Herzattacken und Schlag(ck)anfällen oder Gehirnschlag führt. Dies sind die schlimmsten Säurekatastrophen, die meist zum Tode führen. Übrigens wird auch Alzheimer dazu gezählt. Durch kontinuierliche Entschlackung müsste auch das heilbar sein, wenn die Schädigung des Gehirns nicht schon zu weit fortgeschritten ist.

Die Säuren, Schlacken und Gifte werden mit Wasser verdünnt und dann über das Blut im Bindegewebe eingelagert, da es in die wichtigen Organe wie Herz, Gehirn oder Lunge aus Gründen der Lebenserhaltung nicht gelangen darf. Lange Zeit dachte man, dass das Bindegewebe nur dazu da ist, die einzelnen Bereiche miteinander zu verbinden, doch kann es wesentlich mehr. Es ist ein eigenes Organ, wie man nun weiß. Es nimmt die Gifte des Körpers so lange auf, bis sie wieder abtransportiert werden können. Die Folge ist Wassereinlagerung und damit Gewichtszunahme! (Eine kontinuierliche Entschlackung behebt auch das Gewichtsproblem.) Ist dieses Organ gefüllt, geht die Ablagerung immer weiter nach innen, und daher sind die Menschen mit den so genannten chronischen Erkrankungen hochgradig versäuert.

Die Ärzte können sie meist nicht kurieren, sondern verschreiben nur schmerzstillende Mittel. Würde man aber eine Entsäuerungskur machen, wäre man mit der Zeit völlig beschwerdefrei. Das dauert allerdings seine Zeit. Genauso wie die langsame Übersäuerung ein schleichender Vorgang ist und sich erst mit zunehmendem Alter auswirkt (weshalb ihre Folgen als Alterserscheinung angesehen werden), benötigt es Zeit, diese Säuren wieder loszuwerden. Will man jedoch alt werden und dabei gesund bleiben, ist diese Zeit sinnvoll genutzt.

Als Faustregel gilt: 10% der Zeit, die man sich falsch ernährt hat, benötigt man, um wieder schlackenfrei zu werden.

In meinem Fall sind das 4 Jahre, wovon ich die Hälfte hinter mir habe. Allerdings sollte man sich in dieser Zeit fast völlig säurefrei ernähren, sonst müssen diese Säuren auch ständig wieder neutralisiert werden, zusätzlich zu den schon abgelagerten Giften. Das verlängert die Heilungszeit natürlich. Allerdings hat man in Aussicht, gesund zu bleiben und dabei recht alt zu werden. In meinen Augen lohnt es sich, dafür etwas Zeit zu investieren.

Auch die gefürchtete Osteoporose, also der Abbau von Knochensubstanz, ist auf Mineralienraub zurückzuführen. Der Körper holt sich die Kalziummenge, die er benötigt, eben aus den Knochen, wenn alles andere nicht mehr möglich ist. So verliert der Knochen allmählich seine Dichte und der gefürchtete Oberschenkelhalsbruch, den so viele Ältere erleiden, ist vorprogrammiert. Da der Knochen aber ständig seine Zusammensetzung ändert, kann man auch hierauf Einfluss nehmen und durch die Zufuhr von Mineralien (in diesem Fall Calcium) bei gleichzeitigen Säureabbaumaßnahmen selbst solche als unheilbar geltenden Erkrankungen abwehren.

Die Cellulite, die so viele junge und auch ältere Frauen verrückt macht, ist ein Beispiel für die Einlagerung von Giften beim Abbau von Mineralien. Auch Sportlerinnen, oder vielmehr gerade die, leiden darunter. Das liegt daran, dass man zum Säureabtransport aus dem Körper Mineralien benötigt. Die findet man reichlich in Obst und Gemüse. Das reicht bei Sportlern oft nicht aus, zumal in unserer Kost (durch jahrhundertelange Felderbewirtschaftung) immer weniger Vitamine und Mineralien enthalten sind.

Sportler trainieren sehr hart und dabei fallen Säuren an. Muskelkater sind nicht nur gerissene Muskelfasern sondern auch ein Zuviel an Milchsäure. Diese Säuren müssen wieder abtransportiert werden, und zwar durch Mineralien. Werden sie nicht in ausreichender Menge **zusätzlich** zugeführt, entsteht ein Mineralienmangel. Fehlende Mineralien bedeuten kein Abtransport aus dem Körper, sondern Einlagerung im Gewebe, bei Frauen im Gesäß und den Oberschenkeln die Folge ist **Cellulite**. Da der Stoffwechsel von Mann und Frau unterschiedlich arbeitet, betrifft dies nur die Frauen.

Dem Muskelkater kann man übrigens vorbeugen. Nach einer Anstrengung, die Muskelkater befürchten lässt, legt man sich sofort in ein basisches Bad oder macht basische Fußbäder und man wird nichts vom Muskelkater bemerken. Wie das genau vor sich geht, erfahren Sie im vierten Kapitel.

Es dauert lange, bis es zu einer Übersäuerung kommt. Es ist ein schleichender Vorgang, denn anfangs sind die Mineraliendepots ja gefüllt. Das heißt, wenn man gesund zur Welt kam. Erst mit der langsamer Entleerung und der gleichzeitigen Abfalllagerung kommt es zu Problemen. Je jünger man ist, desto weniger bemerkt man davon. Bei den Standarduntersuchungen von Säuglingen, sollte ein ph-Werttest dazukommen, um hier von Anfang an entgegenwirken zu können.

Die meisten Zipperlein tauchen erst im Alter auf und zählen somit zu den Alterserscheinungen. Doch die müssen nicht sein!

Sogar bereits bestehende Arterienverkalkung kann durch rigorose Entsäuerung wieder rückgängig gemacht werden. Dabei hilft übrigens der tägliche Konsum von Ananas. Das darin enthaltene Bromelain putzt die Arterienwände wieder frei.

Auch die Cholesterinwerte des so genannten „schlechten Cholesterin“ können drastisch gesenkt werden. Behält man die Entsäuerungsmaßnahmen bei bzw. stellt seine Lebensweise auf „basisch“ um, so wird man nie mehr Probleme mit dem Cholesterin haben. Das Gleiche gilt für den grauen und grünen Star und andere Alterskrankheiten. Sie sind rückgängig zu machen, und zwar durch eine rigorose Entschlackungskur! Unterstützend zur Entschlackung bei Grauem Star sollte man Vitamin C in größerer Dosis einnehmen, als auf der Packung steht (hier ist besonders Acerola zu empfehlen, da die Acerolakirsche den größten Vitamin-C-Gehalt aller Obstsorten aufweist.), da der Bedarf bei Grauem Star enorm hoch ist.

So gesehen ist die Entsäuerung tatsächlich ein Jungbrunnen der ultimativen (und vergleichsweise preiswerten) Art, denn Alterskrankheiten sind rückgängig zu machen!

Da es lange dauerte, bis die Erkrankungen auftauchten (Ausnahme: Kinder von bereits verschlackten Eltern), benötigt man dem entsprechend auch Geduld, um die Vergiftung – und um nichts anderes handelt es sich hier – wieder rückgängig zu machen. In unserer schnelllebigen Zeit, erwartet man von allem und jedem, dass es schnell gehen muss. Aber hier ist wirklich Geduld und Ausdauer gefragt.

Der Körper insgesamt darf nicht sauer sein. In einzelnen Bereichen, Organen usw. ist der Säurepegel teilweise sehr unterschiedlich und auch mal sauer. Insgesamt funktioniert unser Körper am besten im neutralen bzw. basischen Bereich, ausgenommen der

Magen, der Salzsäure benötigt, um die Nahrung verdauen zu können. Der Mensch ist also ein basisches Lebewesen.

Zu viel Säuren im Körper führen nicht nur zu „Säurekrankheiten" sondern auch zu Basenmangel, und das bedingt wiederum Erkrankungen.

Basen werden nicht im Körper hergestellt, aber dort dringend benötigt. Sie müssen immer von außen zugeführt werden, im Gegensatz zu den Säuren, die der Körper selbst produzieren kann. Basen verbinden sich (mit Hilfe ihrer Metalle) mit Säuren zu neutralen Salzen, die dann über das Blut zu Darm, Nieren oder Haut abtransportiert und dort ausgeschieden werden können.

Reihenfolge der Einlagerung von Säuren:

1) **Fett- und Bindegewebe**
2) **Muskeln**
3) **Gelenke und Sehnen**
4) **Sehnen**
5) **Organe**

In den meisten Büchern über das Säure-Basen-Gleichgewicht liest man, dass die Entsäuerung in der umgekehrten Reihenfolge erfolgt, also aus den lebenswichtigen Organen zuerst. Meinen Erfahrungen nach stimmt das jedoch nicht ganz. Sieht man sich meine Bestandsaufnahme an, so habe ich beispielsweise die Knieprobleme noch immer, aber das Gewebe ist entsäuert. (Dazu unter dem Punkt „Entsäuern durch Baden" mehr). Vermutlich wurden auch aus meinen Organen schon Säuren entfernt. Das kann ich nicht direkt spüren. Dass das jedoch im Bindegewebe der Fall ist, kann man sehen, denn ich habe durch meine Entsäuerungskur 9 kg Gewicht verloren und bei 154 cm Körperlänge, wirkt das wie viel mehr. Da die Säuren aus meinem Körper geschwemmt wurden, wurde das für die Verdünnung notwendige Wasser überflüssig und wurde per Urin ausgeschieden. Das macht den großen Gewichtsunterschied aus.

Da ich über die Haut meine überschüssigen Säuren losgeworden bin, war das Bindegewebe zuerst säurefrei, denn hier ist der Transportweg zur Hautoberfläche am kürzesten. Meine Knieprobleme bestehen aber nach wie vor. Diese gehe ich nun mit dem Trinken von harnsäurelösendem Grünem Hafertee und oben genanntem Kräutertee an. Das hätte ich schon viel früher machen können. Da ich aber warme Getränke nicht mag (vermutlich weil ich mich als Kind mit heißem Tee verbrüht habe, so dass Narben zurückblieben), habe ich bisher davor zurückgescheut. Seit ich es aber mache, spüre ich, wie noch mehr Säuren über die Haut ausgeschieden werden. Es juckt! Bald werden auch die Knieprobleme verschwunden sein!

Schon das Übergewicht zu verlieren, verbesserte meine Lebensumstände enorm. Das erste mal seit 20 Jahren habe ich wieder richtig Freude daran, Kataloge durchzublättern, denn alles, was darin abgebildet ist, passt mir nun auch wieder (wenn man mal von der geringen Körpergröße absieht, an der ich nichts mehr ändern kann).

Auch meine Söhne haben schon Probleme mit dem Säure-Basen-Gleichgewicht, da ich zum Zeitpunkt der Zeugung schon ziemlich übersäuert war. Der weibliche Körper lagert die Säuren in der Plazenta zum Abtransport über die Monatsblutung ab. Leider entsäuerte ich mich zwar selbst durch die Schwangerschaften (danach ging es mir auch besser und ich war schlank), gab meinen Kindern aber damit gleich einige Probleme mit auf den Weg. Da ich, wenn auch durch Unwissenheit, die Verursacherin war, fühle ich mich verantwortlich, dafür zu sorgen, dass der Schaden wieder gut gemacht wird, bevor es zu spät ist.

Da das auch das Wachstum betrifft, versuche ich auch hier dem entgegen zu wirken, damit sie nicht auch bei 1,54 m Körperlänge stehen bleiben. Für Jungs ist das ja noch schlimmer als für die Mädchen.

Der Jüngere ist nicht so übersäuert wie der Ältere. Die meisten meiner Abfälle hatte ich dem ersten Kind mitgegeben und drei Jahre später war ich noch nicht wieder so verschlackt wie mit 28. Wenn ich das alles vorher gewusst hätte, hätte ich mich vor der Schwangerschaft erst einmal gründlich entsäuert. So, wie es die indischen Paare tun und alle tun sollten, die gesunde Kinder möchten. Das wäre auch für meine Kinder (und für mich) besser gewesen. Aber nun kann ich wenigstens dagegen steuern, bevor sie erwachsen sind. Und ich kann mein Wissen an andere Eltern weitergeben. Wenn ich nur bei einem Paar erreiche, dass es Gegenmaßnahmen trifft, bevor sie ein Kind bekommen, habe ich schon viel erreicht, denn das wird ein Kind weniger mit körperlichen Problemen sein.

Mineralienmangel wirkt sich auch auf die Wirksamkeit der Vitamine aus. Bestimmte Vitamine benötigen bestimmte Mineralien, um ihre Arbeit im Körper aufnehmen zu können. Wie wichtig sie aber wirklich sind, hat erst die neueste Forschung ergeben.

Ohne Mineralien keine Wirkung der Vitamine.

Es ist jedoch ratsam, zumindest die fettlöslichen Vitamine wie Vitamin A, D, E und K nicht über längere Zeit zusätzlich einzunehmen, da sie vom Körper gelagert werden und das zu Vergiftungserscheinungen führen kann. Wer Näheres dazu wissen möchte, dem kann ich das Buch *Fitmacher für jeden Tag* von Klaus Oberbeil und Norbert Treutwein empfehlen, dem die folgenden Angaben entnommen sind[1].

Auf die weit reichenden Wirkungen der Vitamine kann ich hier nicht ausführlich eingehen, aber da gibt es Literatur genug. Doch um klarzumachen, wie wichtig sie wirklich sind, und um Ihnen einen Überblick zu verschaffen, stelle ich sie hier kurz vor.

---

1 Klaus Oberbeil/Norbert Treutwein, *Fitmacher für den Tag*, © by Südwest Verlag GmbH & Co.KG, München.

Vitamine von A bis K:

Vitamin A, Schutz für die Zellen Der Körper benötigt ein Milligramm täglich	
Vitamin A hilft bei der Abwehr von Viren und Bakterien Es ist unverzichtbar für ein gutes Sehvermögen Es bildet eine abwehrstarke Haut Schutz vor freien Radikalen Schutz der Zellwände und damit Schutz vor dem Altern	<u>Ist in abnehmender Konzentration (das heißt Leberwurst am meisten, Vollmilch am wenigsten) enthalten in:</u> Leberwurst, Karotten, Spinat, Karottensaft, Grünkohl, Emmentaler Käse, Aprikosen, Hühnerei, Brokkoli, Honigmelone, weiße Bohnen, Eiernudeln, Weizenvollkornmehl, Gans, Heringsfilet, Vollmilch
Vitamin-B-Komplex ist ein aktiver Vitaminverband Diese Vitamine wirken nur, wenn sie zusammenarbeiten können, also alle vorhanden sind **Vitamin B1, sorgt für Vitalität** Der Körper benötigt 1,3 Milligramm täglich	
Schützt die Nerven Beschleunigt die Wundheilung Kurbelt den Zellstoffwechsel an Wirkt schmerzlindernd	<u>Ist in abnehmender Konzentration enthalten in:</u> Sonnenblumenkerne, Weizenkeime, Pistazien, Schweineschinken, Buchweizen, Vollkorngetreide, Haselnüsse, Naturreis, Grüne Erbsen, Leber, Kartoffeln
Vitamin B6, Wunderwaffe gegen Stress Der Körper benötigt 1,8 Milligramm täglich.	
Regelung der Stoffwechselverwertung von Eiweiß Baut Abwehrkörper des Immunsystems auf Wirkt dem forschreitenden Knochenabbau entgegen Kräftigt das Bindegewebe zusammen mit B12 und Folsäure Spielt eine zentrale Rolle im Gehirnstoffwechsel Sorgt für Gleichgewicht zwischen Natrium und Kalium in den Körperflüssigkeiten Stimuliert die Glukoseversorgung, die für die Nerven- und Gehirnzellen nötig ist	<u>Ist in abnehmender Konzentration enthalten in:</u> Leber, Sojabohnen, Weizenkeime, Walnüsse, Avocado, Fisch, Bananen, Muskelfleisch, Spinat, Vollkorngetreide, Geflügel
Vitamin B12, Tonikum für die Nerven Der Körper benötigt drei Mikrogramm täglich	
Es unterstützt die Umwandlung von Karotenen in Vitamin A Es kurbelt den Bau von DNS an Vitamin B12 ist aktiv am Stoffwechsel v. Eiweiß, Fett und Kohlehydraten beteiligt Es trägt dazu bei, dass wir dem Alltagsstress gewachsen sind Es ist am Knochenbau beteiligt Es fördert die Übertragung von Reizsignalen in den Nervenzellen	<u>Ist in abnehmender Konzentration enthalten in:</u> Entenleber, Hühnerleber, Sauerkraut, Leberwurst, Austern, Hering, Makrele, Ölsardinen, Forelle, Eigelb, Aal, Fleisch, Hühnchen, Milch, Joghurt

Vitamin B2, Motor der Zellen Der Körper benötigt 1,5 bis 1,7 Milligramm täglich	
Sorgt für Energie und Temperament Leistet Beitrag zu allen aufbauenden Prozessen Ermöglicht den Ausstoß von Adrenalin	Ist in abnehmender Konzentration enthalten in: Kalbsleber, Leberwurst, Mandeln, Wildbret, Käse, Pilze, frischer Lachs, geräucherte Forelle, Vollkorngetreide, frische Makrele, Samen (Sonnenblume, Sesam), frischer Hering, Rindfleisch, Spinat, Vollmilch, Ei, Joghurt, Walnüsse, Sojabohnen, Bohnen, Erbsen
Niazin (Vitamin B3), der Muntermacher Der Körper benötigt 15 bis 18 Milligramm täglich	
Ohne Niazin ist Gewebe nicht lebensfähig Sorgt für Energiezufuhr Sorgt für den Kreislauf Reguliert die Freisetzung von Fettsäuren Senkt den Cholesterinspiegel Erweitert die Blutgefäße Ist für einen gesunden Schlaf notwendig	Ist in abnehmender Konzentration enthalten in: Bierhefe, geröstete Erdnüsse, Leber, frischer Thunfisch, Schweinekotelett, Geflügel, getrocknete Pfirsiche, Mandeln, Herz, Grünkern, Lachs, Lammkotelett, Grüne Erbsen, Sojabohnen
Folsäure (ebenfalls ein B-Vitamin), Garant für Lust und Lebensfreude Der Körper benötigt bis zu 600 Mikrogramm täglich.	
Kraftfutter für Nerven und Zellwachstum Greift regelnd in unsere Magen-Darm-Tätigkeit ein Ist unersetzlich für die Produktion von roten Blutkörperchen Ist verantwortlich für den Bau der Speicher unserer Erbanlagen Sorgt für einen gesunden Schlaf Sorgt für Schwung und Elan	Ist in abnehmender Konzentration enthalten in: Entenleber, Weizenkeime, Kalbsleber, Eigelb, Fenchel, Vollkorngetreide, Rote Bete, Spargel, Spinat, Blumenkohl, Brokkoli, Linsen
Biotin (ebenfalls ein B-Vitamin), Schönheit für Haut und Haare Der Körper benötigt 30 bis 100 Mikrogramm täglich	
Sorgt für seidige Haut und glänzendes Haar Ist beteiligt am Aufbau von Energiereserven in Leber und Muskeln Stabilisiert den Blutzuckerspiegel Transportiert Schwefel dahin, wo er gebraucht wird	Ist in abnehmender Konzentration enthalten in: Kalbsleber, Sojamehl, Eigelb, Walnüsse, Erdnüsse, Sardinen, Mandeln, Champignons, Pilze, Naturreis, Vollkorngetreide, Spinat, Krabben, Schinken Karotten, Tomaten
Pantothensäure (Vitamin B5), Allround-Vitalstoff Der Körper benötigt bis 10 Milligramm täglich	
Sorgt für Leistungsfähigkeit und Fitness Verhindert vorzeitiges Ergrauen der Haare Verringert Schmerzen bei Arthritis Hat entzündungshemmende Wirkung Gilt als Schlankheitsvitamin	Ist in abnehmender Konzentration enthalten in: Hering aus der Ostsee, Kalbsleber, Hühnerleber, Mungbohne, Steinpilze, Kaviarersatz, Erdnüsse, Champignons, Sojabohnen, Truthahn, Wassermelone, Sonnenblumenkerne, echter Kaviar, Brokkoli, Cashewnüsse, Haselnüsse, Nordseehering, Scholle

Vitamin C, Baustein der Natur Der Körper benötigt 75 Milligramm täglich	
Befähigt uns, die Zeit und ihren Verlauf wahrzunehmen Beeinflusst die Psyche, damit Empfindungen spürbar werden Hilft bei der Unterscheidung von Farben Bekämpfung sämtlicher Krankheitserreger Vitamin C macht glücklich Es bildet den Stoff Noradrenalin für schnelle Reaktionen Bekämpft freie Radikale Transportstoff für Kalzium und für die Salze der Schwefelsäure	Ist in abnehmender Konzentration enthalten in: Kiwis, Kohlrabi, Zitrone mit Fruchtfleisch, Zitronensaft, Orangen, Grapefruitsaft (frisch), rote Johannisbeere, Holunderbeeren, Leber, Himbeeren, Rüben und Zwiebeln, Spinat, grüne Erbsen, Tomaten, Spargel, Kohl, Kartoffeln, Brombeeren, Sojabohne (Tofu) Äpfel, Artischocken
Vitamin D, das Sonnenvitamin Der Körper benötigt fünf bis zehn Mikrogramm täglich. Vitamin D ist das einzige Vitamin, das der Körper mit Hilfe des UV-Lichts selbst herstellen kann. Im Winter sollte man jedoch für zusätzlich Vitamin D sorgen.	
Sorgt für die Aufnahme von Kalzium Reguliert den Phosphathaushalt Ist beteiligt an der Entwicklung der Muskelkraft	Ist in abnehmender Konzentration enthalten in: Lebertran, Hering, Aal, geräucherter Lachs, Ölsardinen, Milch Vollkorngetreide, Makrele, Eigelb, Leber
Vitamin E, Energie für die Zellatmung Der Körper benötigt sechs bis zwölf Milligramm täglich	
Unterstützt die Wirkung aller anderen Vitaminen Schütz die Fettsäuren (vor allem die ungesättigten) vor den freien Radikalen Unterstützt die roten Blutkörperchen beim Transport des Sauerstoffs Wirkt Durchblutungsstörungen entgegen Schutzfaktor für die Drüsen Unterdrückt die Produktion von Entzündungsstoffen	Ist in abnehmender Konzentration enthalten in: Sonnenblumenöl, Sojaöl, Mandeln, Walnüsse, Margarine, Erdnüsse, Butter, Vollkorngetreide, Eier.
Vitamin K, Helfer der Blutgerinnung Der Körper benötigt 60 bis 89 Mikrogramm täglich	
Spielt eine wichtige Rolle im Stoffwechsel der Knochen und des Bindegewebes Sorgt für gesunde Nierenarbeit Unerlässlich bei der Blutgerinnung Unterstützt den Einbau von Speicherkolehydraten in die Zellen Sorgt für eine gesunde Knochenbildung Sorgt für gute Zähne Sorgt für intakte Leberfunktion	Ist in abnehmender Konzentration enthalten in: Sauerkraut, Rosenkohl, Spinat, Rotkohl, Blumenkohl, Grünkohl, Feldsalat, Kopfsalat, Brunnenkresse, Sojabohnen, Brokkoli, Gurken

Da wir jetzt gesehen haben, wie wichtig die Vitamine sind, schauen wir uns nun noch im Überblick die Mineralien an, ohne die die Vitamine ihre vollen Wirkungen nicht entfalten können.

Für die Mineralien gilt: Wer sich zur Einnahme entschließt, sollte auf Kombipräparate zurückgreifen, weil dann die Konzentration der einzelnen Bestandteile nicht so hoch ist. Ein Zuviel an Zink beispielsweise wirkt nämlich wieder vergiftend und nicht entgiftend. Zu empfehlen sind hier *Schindele's Minralien.* Sie bestehen aus Schweizer Gesteinsstaub einer bestimmten Zusammensetzung.

Aus Pflanzen werden die Mineralien in *Min Activ* gewonnen. Sie sollen einen höheren Energiewert besitzen, weil sie durch die Pflanzen bereits bearbeitet wurden.

Mineralien:

Kalzium, den Baumeister des Skeletts, braucht man für:	
Feste Knochen Gerinnungsfähigkeit des Blutes Wundheilung Muskeltätigkeit Für gesunde Zähne Herzfunktion Ruhige, entspannte Nerven Schlaf Hormonelle Reizübertragung Ausgeglichene, heitere Stimmungslage Glück, Euphorie, Optimismus Enzymtätigkeit Eisenverwertung	Ist in abnehmender Konzentration enthalten in: Emmentaler Käse, Hüttenkäse, Camembert, Schafskäse, Gauda, Mandeln, Haselnüsse, Joghurt, Feigen, Eigelb, Vollmilch, Kohl, Spinat, Fenchel, Erbsen, Linsen, Bohnen, Schokolade
Magnesium, den Fleißarbeiter im Stoffwechsel, braucht man für:	
Kohlehydrat- und Eiweißstoffwechsel Mineralstoffverwertung Knochenwachstum Harten Zahnschmelz Muskeltätigkeit Herzfunktionen Ausgewogene, heiter-gelassene Stimmungslage Blutgerinnung Nervenreizübertragung Hormonproduktion Stressabbau	Ist in abnehmender Konzentration enthalten in: Kürbiskerne, Cashewnüsse, Mandeln, Haselnüsse, Erdnüsse, Walnüsse, Getreide Spinat, Sojaprodukte, Bohnen, Erbsen, Linsen, Meeresfische, Krabben, Bananen, Rindfleisch, Schweinefleisch, gekochter Schinken, Kartoffeln, Tomaten, Bockwurst, Wiener Würstchen

<table>
<tr><th colspan="2">Natrium hält den Wasserhaushalt im Gleichgewicht und braucht man für:</th></tr>
<tr><td>Optimale Regulierung des Wasserhaushalts im Körper
Gesunden Blutdruck
Neuromuskuläre Erregung
Säure-Basen-Haushalt
Vitalität, Lebensenergie
Positive Stimmungslage
Erschließung der Nährstoffe aus dem Nahrungsbrei</td><td><u>Ist in abnehmender Konzentration enthalten in:</u>
Grüne Oliven, Salzbrezeln, gekochter Schinken, Emmentaler, Gouda, Edamer, Ölsardinen, Vollkornbrot, Sellerie, Radieschen, Steinbutt, Heilbutt, Kabeljau, Vollmilch</td></tr>
<tr><th colspan="2">Kalium, den Spannungspol im Stoffwechsel; braucht man für:</th></tr>
<tr><td>Wasserhaushalt
Zellfunktion und -versorgung
Reizübertragung in den Nerven
Stimmungslage
Muskeltätigkeit
Kohlenhydratstoffwechsel
Nierenfunktion
Sauerstoff- und Nährstoffversorgung des Gehirns
Herztätigkeit
Herzschlag
Proteinstoffwechsel</td><td><u>Ist in abnehmender Konzentration enthalten in:</u>
Avocado, Brokkoli, Kartoffeln, Bananen, Kohlrabi, Sellerie, Erbsen, Kohl, Vollkornbrot, Kopfsalat, Spargel, Milch, Äpfel</td></tr>
<tr><th colspan="2">Phosphor, die Triebkraft der Glücksgefühle, braucht man für:</th></tr>
<tr><td>Gesunde Nerven
Lebensfreude, Glück, Optimismus, Kreativität
Zellenergie, Zellwachstum und Zellgesundheit
Muskelkontraktionen
Herzschlag
Verwertung der Vitamine B2 und Niazin
Feste Knochen
Gesunde Zähne
Kohlenhydratstoffwechsel
Fett- und Eiweißstoffwechsel</td><td><u>Ist in abnehmender Konzentration enthalten in:</u>
Weizenkleie- u. keime, Schmelzkäse, Emmentaler, Gauda, Sojabohnen, Nüsse, Samen, Ölsardinen, Hülsenfrüchte, Lachs, Thunfisch, Leber, Hirn, Vollkorngetreide, Kondensmilch, Schokolade, Nudeln, Wurst, Würstchen, Kalbsfleisch, Rindfleisch, Schweinefleisch</td></tr>
<tr><th colspan="2">Chlor, den Regulator der Magensäure, braucht man für:</th></tr>
<tr><td>Produktion von Magensäure
Regulierung des Wasserhaushalts
Transport von Nährstoffen und anderen Substanzen in und aus den Zellen
Für das Säure-Basen-Gleichgewicht in allen Körperflüssigkeiten</td><td>Ist in der Nahrung (Kochsalz) genügend enthalten</td></tr>
</table>

Schwefel, die Schmiere für die Gelenke, braucht man für:	
Stressabwehr Lebensfreude, Optimismus Ausgeglichenheit, entspannte Nerven Fettstoffwechsel Kohlenhydratstoffwechsel Reparatur von Zellkernen Zellatmung, Energieprozesse Zellschutz Durchblutung Schutz vor grauem Star Leberentgiftung Volles, glänzendes Haar Feuchte, straffe Haut Kräftiges Bindegewebe Gesunde Fingernägel Gelenkschmiere Elastische Gelenke	Ist in abnehmender Konzentration enthalten in: Gerösteten Erdnüssen, Miesmuscheln, Parmesan, Meerrettich, Kakaopulver, Haferflocken, Hühnerei, Innereinen, Brunnenkresse, Walnüsse, Fische, Linsen, Naturreis, Porree, Knoblauch, Zwiebeln

Spurenelemente:

Eisen, den Sauerstofflieferanten, braucht man für:	
Bildung roter Blutkörperchen Sauerstoffversorgung der Zellen Zellatmung Enzymtätigkeit Muskelgewebe Belastbarkeit Herzfunktion Hormonstoffwechsel Zellteilung Immunsystem	Ist in abnehmender Konzentration enthalten in: Kürbiskerne, Leber, Sprossen, Miesmuscheln, Pilze, Herz, Vollkornbrot, Nüsse, Trockenobst, Zunge, Bohnen, Erbsen, Linsen, Muskelfleisch
Zink, den Jungbrunnen für den Körper, braucht man für:	
Zink verhindert, dass an de Zellwänden Fremdmoleküle anlegen Ist Bestandteil von Radikalienfängern Sorgt für Festigkeit innerhalb der Zellen Ist Enzymaktivator beim Aufbau der Schilddrüsenhormone, des Wachstumshormons, der Fortpflanzungshormone, von Kortisol	Ist in abnehmender Konzentration enthalten in: Austern, Hühnerherz, getrocknete Linsen, Leber, Eigelb, Grünkern, Muskelfleisch, Walnüsse, Hummer, Schnecken, Aal

Jod, den Stimmungsmacher für die Psyche, braucht man für:	
Konzentrationsfähigkeit Vitalität Stressbewältigung Gewichtskontrolle Energieproduktion Cholesterinstoffwechsel Kohlenhydratverwertung Herztätigkeit Gesunde Haut Wachstum von Haar und Nägeln Zellfunktionen Wachstum	<u>Ist in abnehmender Konzentration enthalten in:</u> Schellfisch, Scholle, Seelachs, Miesmuscheln, Krabben, Austern, Thunfisch, Spinat, Champignons, Karotten, Brokkoli, Roggenbrot
Chrom, Wächter über den Blutzuckerspiegel, braucht man für:	
Eben den Blutzuckerspiegel, der eine enorm wichtige Rolle im Organismus spielt Er sorgt dafür, dass man sich nicht müde, unkonzentriert oder genervt fühlt	<u>Ist in abnehmender Konzentration enthalten in:</u> Weizenvollkornbrot, Kartoffeln, getrocknete Datteln, Haselnüsse, Rindfleisch, Heidelbeeren, Steinpilze, Spinat, frische Pflaumen
Mangan, den Aktivator der Enzyme, braucht man für:	
Positive Stimmungslage Gesunden Schlaf Konzentrationsfähigkeit Gedächtnisleistung Stressbewältigung Kreativität Hormonproduktion Zellerneuerung, Zellatmung Bauchspeicheldrüse Vitaminfunktion Enzymtätigkeit Gesundes Blutbild Knochen und Zähne Farbkraft im Haar Eiweißstoffwechsel Blutzuckerspiegel Kohlenhydratstoffwechsel Sexualfunktionen Fettverwertung Bildung von Kollagen	<u>Ist in abnehmender Konzentration enthalten in:</u> Haselnüssen, Heidelbeeren, Vollkorngetreide, Sonnenblumenkerne, Erdnüsse, Mandeln, Walnüsse, Spinat, Erbsen

Selen, den Entgifter der Zellen, braucht man für:	
Herzfunktion Kreislauf Konzentrationsfähigkeit Heilung und Regeneration Wachstum Sehschärfe Jugendlichkeit Zellatmung Zeugungsfähigkeit Immunschutz	Ist in abnehmender Konzentration enthalten in: Steinpilze, Fisch, Hummer, Eiernudeln, Kalbsleber, Kohlrabi, Naturreis, Fleisch, Knoblauch, Vollkornbrot.
Kupfer, Schaltstelle im Energiestoffwechsel, braucht man für:	
Stressbewältigung Haar- und Hautfarbe Für den Eisenstoffwechsel	Ist in abnehmender Konzentration enthalten in: Leber, Kokosnuss, Kakaopulver, Austern, Nüsse, Bierhefe, Schokolade, Weizenkeime, Pilze, Vollkornprodukte, Fleisch, Obst
Fluor benötigt man als Stabilisator von Knochen und Zähnen	
Kobalt ist der Kern eines wichtigen und rätselhaften Vitamins, nämlich Vitamin B12	
Silizium wird für die Festigkeit des Bindegewebes benötigt	
Nickel ist die Grundsubstanz vieler Enzyme	
Bor ist die Schaltzentrale für Mineralstoffe	
Molybdän ist ein Bindeglied im Stoffwechsel und für Wachstum wichtig	
Vanadium sorgt für das Wachstum von Knochen und Zähnen	
Lithium sorgt für Abhilfe bei Psychosen und Depressionen	

Auf der folgenden Seite finden Sie eine Auswahl an ernsthaften Erkrankungen und solchen, die als „Zipperlein“ gelten, obwohl sie eigentlich schon auf ernsthafte Krankheiten hindeuten. Es ist wirklich nur eine Auswahl, denn letztlich lassen sich die meisten Krankheiten, sofern sie nicht tatsächlich genetisch bedingt sind, auf ein gestörtes Säure-Basen-Gleichgewicht bzw. auf Mineralienmangel zurückführen. Im Grunde könnte man daher alle solche Krankheiten aufführen.

Auswahl an Erkrankungen durch Übersäuerung:

Allergien aller Art wie Neurodermitis usw.
Altersflecken
Alzheimer
Athritis (Gelenkentzündung)
Athrose (Gelenkabnutzung)
Bandscheibenvorfall
Bindegewebsschwäche
Cellulite
Cholesterinprobleme
Diabetes mellitus (Zuckerkrankheit)
Erkrankungen der Leber, Dick- und Dünndarm, Bauchspeicheldrüsen, der Verdauungsorgane allgemein
Grauer/Grüner Star
Haarausfall
Hautjucken, allgemein Hautkrankheiten
Heftiges Atmen, das nicht durch sportliche Aktivitäten verursacht ist
Herzinfarkt
Krampfadern
Krebs aller Arten
Mangelerscheinungen allgemein
Migräne
Muskelverspannungen
Osteoporose
Parkinson
Psychosen und Neurosen
Rheuma
Schlaganfall
Schlappheit, Unlust
Sodbrennen
Sonnenallergie
Stoffwechselkrankheiten
Tennisarm
Tinitus/Gehörsturz
Übergewicht
Weichteilrheuma

Verstopfung/Durchfall
Vorzeitiges Ergrauen
Zahnfleischbluten
Zerstörung der jugendlichen Haut und dadurch bedingt: Falten
Zwölffingerdarmgeschwür, Magengeschwür

Wie gesagt ist dieses Wissen schon lange Teil der alten Heilkünste. Leider gibt man bei uns kaum noch etwas auf dieses Wissen und verlässt sich lieber auf Medikamente, auf deren Beipackzettel als Nebenwirkung stehen kann: Tod!

Noch ein Wort zum Zucker. Durch meine Entsäuerungsmaßnahmen brachte ich dem Körper bei, die Säuren nicht mehr einzulagern, sondern gleich über die Haut auszuscheiden. Das bedeutet, das es jetzt bei jedem falschen Nahrungsmittel irgendwo juckt. Das bedeutet auch, dass ich alle Zucker- und Honigsorten durchprobierte und feststellen musste, dass es immer das gleiche ist: Zucker, Fruchtzucker und Diabetikersüße säuern, und wenn man schon übersäuert ist, auch Honig, obwohl Honig wegen der antibiotischen Stoffe an sich gesund ist.

Bei uns gibt es keine Alternative zum Zucker. Doch soll es eine Pflanze geben, die Stevia heißt. Sie soll keine derartigen Nebenwirkungen haben und ebenfalls kräftig süßen. Das kann der Zuckerindustrie natürlich nicht recht sein, die auf unsere Zuckerrüben aufgebaut ist, und so ist es nicht verwunderlich, dass diese Pflanze auf einmal schädlich sein soll und es ein Importverbot gibt.

3. Die Blutgruppendiät

Weiter oben deutete ich schon an, dass es hinsichtlich der eigenen Blutgruppenzugehörigkeit auch noch einiges zu beachten gilt. Jetzt wird es allerdings wirklich kompliziert, denn einige basische Lebensmittel wirken bei bestimmten Blutgruppen säuernd. Ich kann nur einen groben Überblick geben. Ausführliches finden Sie im Buch des Dr. Peter D`Adamo, *4 Blutgruppen, 4 Strategien für ein gesundes Leben.* Dr. D`Adamo hat für jede Blutgruppe Lebensmitteltabellen erstellt, die ich hier aus Platzgründen nicht aufführen kann.

Man sollte auf jeden Fall wissen, welche Blutgruppe man hat, um die gröbsten Fehler zu vermeiden.

Blutgruppe 0

Heute glaubt man, dass von den vier Hauptblutgruppen Blutgruppe 0 die älteste ist.

Angehörige dieser Blutgruppe sollen etwas Fleisch vertragen, jedoch Gans, Schinken, Schwein, Speck und Milchprodukte meiden.

Eine Bekannte erzählte mir, dass sie jemanden kennt, der schon sehr früh ergraute Haare hatte. Dieser Mann aß 18 Monate Jahre lang alles roh (auch Fleisch), und dann kam die alte Haarfarbe wieder zurück.

Das ursprüngliche Leben der Hominiden vor der Erfindung des Feuers sah wohl genau so aus: Es wurde alles roh verspeist. Im Grunde müsste das für uns am verträglichsten sein. Wobei sich die Frage stellt, ob, und wenn ja, welches Fleisch unsere Vorfahren zu dieser Zeit zu sich nahmen. Übermäßig viel Schweinefleisch war es wohl kaum und Rindfleisch vermutlich auch nicht. Also vielleicht rohe Mammutkeulen? Vielleicht deckten sie ihren Vitamin B12-Bedarf auch einfach durch die Bakterien in den Gewässern.

Blutgruppe A

Diese Blutgruppe soll sich aus der ersten entwickelt haben. Menschen, die ihr angehören, sind die eigentlichen Vegetarier. Vermutlich wurden einige Menschen durch die Umwelt von der Fleischbeschaffung irgendwie abgeschnitten und sie mussten den Ackerbau erfinden, um zu überleben.

Noch bevor ich das Buch von Dr. D`Adamo gelesen hatte, wurde mir klar, dass ich weder Milch und Milchprodukte noch Fleisch vertrug. Das hatte ich anhand meiner körperlichen Reaktionen bereits herausgefunden. Daher überraschte mich nicht mehr, dass ich die Blutgruppe A hatte.

Treffe ich auf Leute, die mit Milch Probleme haben, so sage ich Ihnen auf den Kopf zu, dass sie Blutgruppe A haben, und es stimmte bisher immer.

Angehörige dieser Blutgruppe sollten Milch und Milchprodukte meiden, genauso wie Fleisch, aber leider auch Fisch. Ich merke am Juckreiz nach dem Fischgenuss, dass auch das stimmt.

Um dennoch genügend Eiweiß zu erhalten, kann man sehr gut auf Sojaprodukte zurückgreifen, die es in allen Varianten gibt, als Milch, als Quark, als Mehl. Das Vitamin B12, das man nur im Fleisch findet, muss entweder über Tabletten zugeführt werden oder man muss regelmäßig Sauerkraut essen. Im Sauerkraut befinden sich genügend Bakterien, um den Bedarf zu decken. Die Vegetarier in Indien (der überwiegende Teil der Bevölkerung) hat keinen B12-Mangel, weil deren Mehl nicht so bakterienarm ist wie unseres durch Insektizide verarmtes Getreide.

Blutgruppe B

Angehörige dieser eher seltenen Blutgruppe, die sich nach der Blutgruppe A entwickelt haben soll, besitzen ein robustes Verdauungssystem und vertragen laut Dr. D`Adamo Milch und ihre Produkte. Sie sollten allerdings unbedingt Hühnerfleisch meiden.

Blutgruppe AB

Hierbei soll es sich um die jüngste Blutgruppe handeln, weil sie an Hand der Funde erst seit ca. 1000 Jahren nachweisbar ist.

Angehörige dieser Gruppe haben es in ihrer Ernährung allerdings nicht leicht, denn das, was A und B meiden müssen, müssen auch sie meiden, denn die Eigenschaften beider Blutgruppen (positive wie negative) sind auf sie vereint. Fleisch sollten sie auf jeden Fall nicht zu sich nehmen.

Wer meine anderen Bücher kennt, die im grenzwissenschaftlichen Bereich angesiedelt sind, der wird nicht überrascht sein, dass ich glaube, dass zu jeder Blutgruppe ein eigener Planet gehört.

Das Volk der Hopi (der älteste Indianerstamm auf dem nordamerikanischen Kontinent) behauptet, dass die Menschen bereits auf dem 4. Planeten leben, das heißt, dass er zuvor schon drei Welten bewohnt hat. Ich bin dieser Idee nachgegangen, zumal wir uns wirklich so aufführen, als wären wir hier fremd, so wie wir mit der Umwelt umgehen. Wir tun so, als hätten wir noch einen weiteren Planeten in Petto, auf den wir umsiedeln können, wenn dieser hier heruntergewirtschaftet ist.

Ich verfolgte also weltweit die Mythologien, um festzustellen, ob an dieser verrückten Idee etwas dran ist, und meinen Forschungen nach war die Welt vor der Erde der Mars. Davor kam der zerstörte Planet auf der 5. Bahn, wo sich heute der Asteroidengürtel befindet, und die Spur der ersten Welt verliert sich im unendlichen All, obwohl einiges auf den Sirius oder das Sternbild des Drachen hindeutet.

Auf die Blutgruppen bezogen wäre die Blutgruppe AB die Neuentwicklung und Anpassung an die Erde (allerdings nicht erst seit 1000 Jahren). Die Blutgruppe B wäre eine Entwicklung des Mars und wenn man bedenkt, dass die Hauptvertreter dieser Blutgruppe die Hebräer sind, die ohnehin eine Sonderstellung einnehmen, könnte man vielleicht annehmen, dass da etwas „dran" ist, denn nach dem Exodus wurde nur die neue Generation (mit dem neuen Blut?) in das gelobte Land (die Erde?) eingelassen. Bedenkt man weiterhin, dass es bei den Ägyptern keinerlei Aufzeichnungen über die Vorfälle um den Exodus gibt, dann geschah das irgendwo anders. Doch wo? – Auf einem anderen Planeten?

Zugegeben, das ist eine Spekulation, die mir durch den Kopf ging, als ich mich mit den Blutgruppen beschäftigte.

Die Blutgruppe A würde dann zum Asteroidengürtel gehören und die Blutgruppe 0 gar nicht in unser Sonnensystem.

4. Gegenmaßnahmen

Nachdem wir festgestellt haben, dass die meisten von uns schon zu viele Säuren, Schlacken und Gifte im Körper haben, kommt nun der praktische Teil.

Sagen wir dem Abfall in unserem Körper den Kampf an:
Schwemmen wir ihn hinaus!

Es gibt eine ganze Reihe von Maßnahmen, die man treffen kann, und die Ergebnisse sind verblüffend.

Ich habe alle hier aufgeführten Ratschläge selbst ausprobiert, da ich niemandem etwas empfehlen möchte, von dem ich nicht selber gesehen habe, dass es wirkt. Vor allem sollen sie keine Nebenwirkungen haben, wie das bei moderner Medikation oft der Fall ist. Daher ist dies auch kein neutral geschriebenes Buch, sondern ein sehr persönliches. Es soll allen weiter helfen, die die Eigenverantwortung für ihren Körper übernehmen wollen. Allerdings ersetzt es bei ernsthaften gesundheitlichen Störungen nicht den Gang zum Arzt.

Möglichkeiten des Körpers zur Entsäuerung:

1.) Abatmen durch die Lunge (hauptsächlich Kohlensäure)
2.) Nieren (Blase)
3.) Leber
4.) Darm
5.) Schweißdrüsen, Haut

Möglichkeiten, die Entsäuerung zu beeinflussen:

1.) Sport, Bewegung, hier vor allem Walking und Ultra-Light-Lauf
2.) Zusätzliche Mineralien
3.) Basische Bäder
4.) Salzsocken
5.) Zusätzliche Vitamine
6.) Ernährung auf basischer Basis
7.) Grüner Hafertee und andere Entsäuerungstees
8.) Basentrunk
9.) Gründliches Kauen
10.) Insgesamt basische Körperpflege
11.) Genügend Schlaf

1.) Sport, Bewegung (hier vor allem Walking und Ultra-Light-Lauf)

Sport ist generell gesehen nicht falsch. Schon unsere Urahnen hatten viel Bewegung und wir benötigen sie auch. Wir müssen zwar heute nicht mehr hinter Mammuts herjagen oder den halben Tag lang Nüsse und Beeren sammeln (zumindest nicht in der so genannten westlichen Welt), aber der Körper hat sich dem evolutionstechnisch noch nicht angepasst und sollte es besser auch nicht, denn vielleicht benötigen wir diese Fähigkeiten ja noch.

Jedenfalls wird nur durch ausreichend Bewegung der Stoffwechsel so weit angekurbelt, dass er die Nahrung optimal verwerten kann.

Leider ist es so, dass viele den Sport übertreiben und sich damit mehr schaden als nutzen. Sobald man sich so sehr anstrengt, dass der Körper von Nasenatmung auf Mundatmung übergeht, ist der Schaden größer als der Nutzen, denn es werden von da an körpereigene Substanzen wie Eiweiß verbrannt anstatt Glukose. Durch den Anfall an Milchsäure, die wiederum neutralisiert werden muss, raubt sich der Sportler die Mineralien, die er für den Abbau anderer Säuren benötigt. Ersetzt er die Mineralien nicht, führt das zu Kahlköpfigkeit bei den Männern und zu Cellulite bei Frauen. Die Folgen sind aber noch weiter reichender Natur, so dass Sportler im Alter noch mehr mit Zivilisationskrankheiten zu kämpfen haben als Nichtsportler und sich natürlich sehr darüber wundern.

Der Stoffwechsel eines Durchschnittsdeutschen läuft nur noch auf Sparflamme, deshalb setzt man auch so schnell Fett an, wenn man mal gut isst. Wird der Stoffwechsel aber genügend angeregt, ist das kein Problem mehr.

Als ich im September 2001 meine Nachbarin überredete, mich bei meinen täglichen Spaziergängen zu begleiten, ahnten wir beide nicht, dass dies eine Wende in ihrem Leben markieren würde. Wir liefen täglich flott unseren Berg hinauf. Anfangs langsamer und nur eine halbe Stunde, da sie zu viel Gewicht den Berg hoch schleppen musste.

Später wurden wir dann schon schneller und wir liefen dann schon eine Dreiviertelstunde. Im März 2002 zogen wir dann Bilanz und waren über das Ergebnis selbst verblüfft, denn sie hatte 10 kg Gewicht verloren, obwohl sie ihre Essensgewohnheiten *nicht* geändert hatte! Sie hatte ihren Stoffwechsel so in Schwung gebracht, dass das überflüssige Gewicht dahinschmolz und sie auch mal über die Stränge schlagen konnte, ohne zuzunehmen. Sie ist schon über 45 und hat nun die gleiche Kleidungsgröße (38) wie ihre erwachsenen Töchter. Die sind allerdings nicht ganz so begeistert, dass ihre Mutter nun ihre Kleider anziehen kann.

Sie sagte mir neulich: „Von nun an laufe ich bis an mein Lebensende." Das gilt auch für mich!

Bei näherer Beleuchtung stellte sich auch heraus, dass sie sich im richtigen Verhältnis von Säuren und Basen ernährt, ihr fehlte nur die Bewegung, die eben jeder menschliche Körper benötigt.

Es reicht allerdings nicht, gemütlich spazieren zu gehen. Man muss schon flott laufen, ohne jedoch zu traben. Das ist das so genannte Walking. Will man es perfekt machen, muss man noch die Arme weit ausholend schwingen lassen und die Fußsohlen gut abrollen beim gehen.

Da meine Nachbarin sich insgesamt sehr viel gesünder ernährte als ich, genügte bei ihr das Walken um den Stoffwechsel anzukurbeln. Das Walken reicht bei ihr auch zum Entsäuern.

Mein Stoffwechsel war zu diesem Zeitpunkt jedoch noch nicht so gut angeregt, obwohl ich schon Kleidergröße 36 (vorher 40) hatte. Das liegt aber daran, dass ich noch immer nicht alle Säuren los geworden war (und bin). Ich hatte in der Vergangenheit einfach zu viel „gesündigt". Da ich den Dreck aber unbedingt loswerden wollte, beschloss ich, den Ultra-Light-Lauf auszuprobieren. Dr. Strunz, der so genannte „Fitnesspapst", preist ihn in seinen Büchern an und zeigt mit seinem eigenen guten Aussehen (brauner Teint, kein Bauch, muskulös, glattes Gesicht), dass es funktioniert.

Man muss nicht unbedingt Marathon laufen, so wie er. Es genügt, es für sich und vor sich selbst zu tun.

Der menschliche Körper ist dafür gemacht, sich viel zu bewegen, denn wir mussten in früheren Zeiten hinter unserer Nahrung herjagen, um sie zu erwischen, oder sammelten stundenlang Beeren und Nüsse. Wir leben in unserer heutigen Gesellschaft völlig gegen die Natur unseres Körpers (auch gegen die Natur insgesamt), daher müssen wir ausgleichen.

Was ist nun beim Ultra-Light-Lauf der Unterschied zum Joggen? Dr. Strunz plädiert dafür, dass man so langsam läuft, dass der Puls nicht mehr als 120 bis 140 beträgt. Das bedeutet, dass man auch hier nicht zur Mundatmung übergehen darf.

Wer anfänglich keine 30 Minuten schafft, sollte langsam beginnen und jeden Tag eine Minute hinzufügen.

Walken ist schon eine Entsäuerungsmaßnahme für sich, doch der Ultra-Light-Lauf soll noch mehr entsäuern. Da ich sowohl den Stoffwechsel mehr ankurbeln als auch die Entsäuerung vorantreiben wollte, beschloss ich auch noch „ultra-light-zu-laufen". Anfangs fiel mir das sehr schwer. Als ich mich jedoch langsam mit dem Gedanken vertraut gemacht hatte, lief ich immer öfter und immer länger und nun laufe ich zusätzlich zum Walken jeden Tag 30 Minuten, wenn es sich einrichten lässt. Das ist zehnmal besser, als sich ein Fernsehprogramm „reinzuziehen", das einem eigentlich gar nicht gefällt. Mir ist allerdings klar, dass sich das nicht bei jedem einrichten lässt. Eine halbe bis dreiviertel Stunde walken ist jedoch bei jedem machbar. Es erfordert allerdings etwas Organisation und den festen Willen, sich nicht vom Laufen abhalten zu lassen.

Dass mein ph-Wert nun auf 7,0 gestiegen ist, verdanke ich nicht zuletzt dem Ultra-Ligt-Lauf.

Dr. Strunz empfiehlt den morgendlichen Lauf noch vor dem Frühstück und da ich am Jucken der Haut selbst merkte, dass zu dieser Zeit der Körper die Säuren loswerden will, laufe ich meist früh morgens. Tatsächlich juckt es dann mehr, denn die Säuren werden über den Schweiß ausgeschieden. Der Ultra-Light-Lauf entsäuert also den

Körper tatsächlich. Das ist sogar recht angenehm, denn der Schweiß verdünnt die Säuren sofort, so dass es nicht so sehr juckt.

Der Grund, warum es beim Entsäuern juckt, ist ganz einfach der, dass es ja Säuren, in Form von Kristallen sind, die da ausgeschieden werden und das piekst etwas.

Ich ziehe mich auch absichtlich zu warm für das Laufen an, denn dann schwitze ich mehr und entsäuere damit mehr. Aber auch hier gilt: Mineralien zuführen, denn sonst räubert man mit dem Sport dem Körper wieder die eigenen Depots.

Beobachtet man einen solchen Läufer, so scheint er nicht sehr schnell vorwärts zu kommen. Das ist auch nicht der Sinn der Sache. Hier steht die Gesundheit im Vordergrund und nicht falsch verstandene Fitness.

Diese Art zu laufen ist nicht etwa für Altersschwache gedacht, sondern für alle, die alt werden wollen, denn der ganze Körper wird zwar in Anspruch genommen, aber nur gerade soviel, wie nötig ist, um zu entsäuern und den Stoffwechsel anzukurbeln. Und das, ohne Schaden anzurichten – was man vom Joggen nicht unbedingt sagen kann.

Mein eigener Stoffwechsel ist nun ebenfalls so angeregt wie bei meiner Nachbarin, so dass ich nun auch mal „sündigen“ darf, ohne gleich wieder zuzunehmen.

Andere Möglichkeiten, die Entsäuerung durch Sport anzuregen, sind fünf Minuten täglich Seilspringen. Dies ist ebenfalls sehr effektiv. Gerade bei sehr schlechtem Wetter, kann man dies als Alternative nutzen. Andererseits sollte man sich weder beim Walken noch beim Laufen vom Wetter beeindrucken lassen. Nur wer bei jedem Wetter hinausgeht, härtet sich so ab, dass er mit geringen Vitaminmengen auskommt. Der Spruch:

„Es gibt kein schlechtes Wetter, sondern nur schlechte Kleidung, gilt auch hier.“

Auch 5 Minuten leichtes Trampolinspringen auf einem kleinen Zimmertrampolin hat die gleiche Wirkung wie Seilspringen.

2.) Zusätzliche Mineralien zuführen

Will man entsäuern, so ist es unbedingt notwendig, dem Körper ausreichend Mineralien zuzuführen. Die gewöhnliche Nahrung reicht dafür oft nicht mehr aus, denn ist man übersäuert, hat der Körper schon die eigenen Depots angegriffen. Dann ißt man meist ohnehin zu wenig Obst und Gemüse. Zu den Mineralstoffen, die bevorzugt Basen binden, gehören Eisen, Kalium, Magnesium und Natrium. Eine breite Mineralienvielfalt bietet *Schindele's Mineralien*, die aus Schweizer Gestein hergestellt werden. Die pflanzlichen Mineralien wie *Min Aktiv* sollen noch besser wirken weil die Pflanzen sie bereits so bearbeitet haben, dass wir sie sofort nutzen können.

Ich streue letztere über alles, was schon von sich aus einen starken Geschmack hat, denn dann bemerkt man sie nicht so sehr. Trinken kann man die pflanzlichen Mineralien kaum, sie lösen sich nicht in Getränken auf und haben auch einen starken Eigengeschmack, so dass es viel Überwindung kostet, sie zu schlucken. Streut man sie jedoch über das Essen, sind sie kaum zu bemerken.

3.) Basische Bäder; Vollbad oder Fußbad

Nun kommen wir zu dem Punkt, an dem für mich eigentlich alles begann. Mir wurde das Buch *Gesundheit durch Entschlackung,* von Peter Jentschura und Josef Lohkämper empfohlen und ich hatte es erst zur Hälfte gelesen, als ich schon in der Wanne lag. Die Autoren empfehlen nämlich, die Haut als eine Art Hilfsniere zu verwenden, um die überflüssigen Säuren loszuwerden. Da ich sowieso gerne bade, war dies für mich *das* Mittel schlechthin.

Prompt fiel mir das Buch in die Wanne und so ist es nun in einem bedenklichen Zustand, doch nehme ich es immer wieder in die Hand, um das eine oder andere nachzulesen.

Das Rezept ist denkbar einfach: Man legt sich in ein Vollbad, das man vorher basisch gemacht hat. Dazu verwendet man eine einfache Seife, von der man so viel abreibt, dass das Wasser gut trüb wird. Es sollte allerdings keine pH-neutrale Seife sein, denn wir wollen ja kein neutrales Wasser, sondern basisches. Anfangs kann man zur Sicherheit auch mit einem Säure-Mess-Streifen kontrollieren, bis man Erfahrungen gesammelt hat.

Alle fünf bis zehn Minuten soll man nun die Haut mit einer Körperbürste leicht massieren, damit das Dränagesystem der Lymphe angeregt wird. Aber aufpassen: Immer in Richtung des Herzens bürsten.

Das ist fast schon der ganze Trick. Einen kleinen Haken hat das Ganze aber doch. Man muss nämlich ein bis zwei Stunden in der Wanne verbringen, damit der Körper auch Zeit hat, die Säuren von innen nach außen zu transportieren. Da ich immer in der Wanne lese, war das weiter kein Problem. Anstatt sich Abends vor den Fernseher zu legen, legt man sich lieber ins Wasser und tut etwas für die Gesundheit. Das entspannt, denn man ist sozusagen gezwungen, abzuschalten und kann endlich das Buch lesen, das man sich schon so lange vorgenommen hat.

Nach ca. einer Dreiviertelstunde (nach Lohkämper und Jentschura dauert es 90 Minuten), fängt es bei mir dann irgendwo am Körper an zu jucken und zu pieksen. Das ist das Zeichen, dass hier Salzsäure, Salpetersäure oder Harnsäure den Weg nach draußen gefunden haben. Da das Wasser um die Haut herum die Säuren gleich verdünnt, spürt man es nur kurz. Das ist aber nur bei stark versäuerten Menschen der Fall. Da das aber die meisten sind, wird es wohl bei jedem irgendwann zu jucken anfangen.

Ist man sehr übersäuert, geht dieses Entsäuerung allerdings auch nach dem Baden weiter, und das ist dann schon unangenehmer. In den ersten vier Wochen habe ich kaum geschlafen deshalb. Allerdings badete ich auch jeden Tag und ließ meinen Körper gar nicht zur Ruhe kommen (was gut war). Auf diese Weise verlor ich Anfangs 400g Gewicht mit jedem Bad. Ich ließ allerdings auch das Abendessen ausfallen, um den Körper nicht mit der Verdauung zu beschäftigen, sondern ihn voll auf das Entschlacken zu konzentrieren.

Anfangs sollte man jedoch nur zwei mal die Woche das Säurebad, pardon, das Entschlackungsbad, nehmen. Wo die erträgliche Grenze liegt, muss jeder für sich selbst herausfinden. Ich höre bei meinen Vorträgen immer die Frage: „Aber was ist denn mit der Haut? Wird sie nicht ausgelaugt?" Die Antwort ist ein schlichtes „Nein", denn durch das basische Wasser sieht sich der Organismus veranlasst, Säuren zu entsenden, um die Haut vor dem Seifenwasser zu schützen. Man übertölpelt den Körper und schickt sozusagen die überflüssigen Säuren nach draußen. Diese bilden eine wächserne Schutzschicht, so dass das Wasser regelrecht abperlt, wenn man die Wanne verlässt. Die Hautqualität wird damit sogar entschieden verbessert.

Nun, nach zwei Jahren, habe ich anscheinend einen Punkt erreicht, an dem das Bindegewebe keine Säuren mehr enthält, denn nun kommt es schon mal vor, dass die Haut nach dem Bad trocken wirkt. Das Baden ist nun nicht mehr nötig.

Wer das Jucken nicht mehr erträgt, kann es durch Eincremen mit einer Lotion stoppen, denn das jagt die Säuren in den Körper zurück. Deshalb ist die ganze Eincremerei gar nicht gut für uns. Schaumbäder haben den gleichen Effekt. Sie verhindern die Entsäuerung. Halten Sie einen Säure-Mess-Streifen mal in ein Schaumbad oder in eine Körperlotion. Beide sind sauer! Diese Säuren verhindern das Entsäuern über die Haut. Durch ständiges Eincremen verlernt der Körper über die Haut zu entsäuern und muss es nun mühsam wieder erlernen.

Wenn man einmal mit der Entgiftung angefangen hat, wird man feststellen, dass es am Rücken, an den Füßen und am Gesäß am meisten juckt. Das liegt am Druck, der auf diese Bereiche ausgeübt wird. Denn durch den Druck (den man ja auch mit der Körperbürste auf die Haut ausübt) wird die Lymphe des Körpers angeregt.

Am Rücken entsteht der Druck hauptsächlich in der Nacht beim Schlafen oder auch wenn man sich an einen Bürostuhl lehnt. Es juckt dann aber auch am Tag. Doch der Juckreiz ist nicht so schlimm, dass man es nicht erträgt, höchstens in den ersten Wochen, da kann es schon recht heftig sein. In diesem Fall sollte man sich immer das Ziel vor Augen halten: Gesundheit und ein langes Leben! Was bedeutet da schon ein wenig Juckreiz?

An den Füßen wird durch die Schuhe Druck ausgeübt und am Gesäß einfach durch das Sitzen. Auch die Kopfhaut kann jucken, sofern Sie das nicht ohnehin schon hin und wieder spüren, denn der Körper schiebt die Säuren dorthin, wo sich Mineralien befinden, um erstere zu neutralisieren. Während der Entsäuerungskur daher immer ausreichend Mineralien zu sich nehmen! Die körpereigenen Depots sollen ja mit der Zeit wieder aufgefüllt und nicht noch weiter entleert werden.

Wie viel ist nun genügend, werden Sie sich fragen und die Antwort ist gar nicht so leicht. Auf der Packung von Schindele´s Mineralien steht 4 Kapseln pro Tag. Jedoch ist das die Menge, die man benötigt, um den Körper im Gleichgewicht zu halten. Will man dieses Gleichgewicht jedoch erst wieder herstellen, ist der Bedarf höher. Je nach Grad der Übersäuerung kann es sehr unterschiedlich sein. Hier muss man einfach selbst ausprobieren, bei welcher Menge es nicht mehr am Kopf juckt. Juckt es noch, holt sich der Körper noch immer Mineralien aus dem Haarboden, er braucht dann eben noch mehr. Menschen, die über Nacht ergrauen, benötigten zum Abbau eines schockartigen Erlebnisses und dessen Säuren, alle Mineralien aus dem Haarboden.

Nun wird auch klar, warum sich bei mir das Gewebe zuerst von den Säuren befreite, denn der Weg nach draußen über die Haut war einfach der kürzeste, denn sie steckten ja auch in der Schicht direkt unter der Haut. Um die Säuren aus den Organen, Sehnen und Gelenken zu locken, bedarf es zusätzlicher Maßnahmen, wenn man nicht gerade neun Stunden am Tag baden will, wie es tatsächlich einige tun.

Die anderen Maßnahmen sind aber auch nicht schwierig zu befolgen, denn es ist nur das Trinken von Käutertees. Mehr dazu weiter unten.

Das Jucken an den Händen war vor meiner Entsäuerungstherapie so schlimm, dass ich mehrmals zum Notarzt musste. Dort gab man mir Cortison und damit wurde es eingedämmt, aber nicht geheilt. Beim Hautarzt diagnostizierte man Milchzuckerallergie. Aber auch hier konnte man mir nicht weiterhelfen. Es war einfach so, dass ich jahrzehntelang zuviel Schokolade gegessen hatte, und nun reagierte mein Körper allergisch auf die Stoffe darin. So ist es im Prinzip mit allen Allergien. Leitet man diese Stoffe beispielsweise durch Baden aus, so verschwinden auch die Allergien. Zuckerhaltige Speisen kann ich allerdings noch immer nicht essen, ohne dass es am Kopf wieder zu jucken beginnt. Bin ich irgendwo eingeladen und komme dort um das Kuchen Essen nicht herum oder habe einfach doch mal Gelüste (vom Zucker loszukommen ist so schwer, dass ich es nach zwei Jahren noch immer nicht geschafft habe), nehme ich vorsorglich meine Mineralien, denn dann werden die entstehenden Säuren gleich wieder neutralisiert. An solchen Tagen werden allerdings keine Altlasten abgebaut.

Mit Schmierseife in der Badewanne habe ich es auch probiert, weil das in Peter Jentschuras Buch erwähnt wird. Damit machte ich jedoch keine guten Erfahrungen, denn da wurde tatsächlich die Haut empfindlich geschwächt, so dass sich Bakterien ausbreiten konnten. Allerdings hatte ich auch hier übertrieben und jeden Tag eine Stunde gebadet. Bleibt man bei den zweimaligen Bädern pro Woche, dürfte nichts dergleichen passieren.

Mit Zusatzgaben von Vitamin A und Zinksalbe brachte ich das wieder in Ordnung. Es dauerte jedoch 14 Tage, denn so lange benötigt der Körper, um die Zellen der gesamten Hautoberfläche auszutauschen. Besonders betroffen waren all jene Regionen, wo Haut auf Haut trifft (Kniekehlen, Gesäßspalte, Haut unter der Brust), denn da treffen die Säuren aufeinander und die Haut ist dazwischen und kann geschädigt werden.

Führt man die basischen Bäder durch, muss man unbedingt darauf achten, genügend Mineralien zuzuführen, damit der Körper auch die Transportmöglichkeiten hat, um die Säuren hinaus zu schwemmen.

Will man sie nicht schlucken, gibt es die Möglichkeit, sie gleich über die Haut während des Badens aufzunehmen. Mit „Meine Base“, „Bullrichsalz“ oder „Kristallines Salz aus dem Himalaya“ bereitet man eine stark basische Wanne vor (Mengen nach Angaben auf der Packung). Das hat den Vorteil, dass sich die Mineralien schon im Wasser befinden und eben über die Haut aufgenommen werden, wo sie die Säuren abholen und dann über die Poren wieder ausscheiden. Mit diesen Salzen eine Badewanne zu füllen, geht mit der Zeit allerdings ganz schön ins Geld.

Ich habe das ausprobiert, hatte aber den Eindruck, dass dabei nicht die gleiche Menge an Säuren ausgeschieden wird wie in der Seifenlauge. Eine Freundin bestätigte mir diesen Eindruck. Das muss jedoch jeder selbst ausprobieren, um zu sehen, was ihm angenehmer ist. Sicher kommt es auch auf das Tempo an, mit dem man seine Gifte loswerden will oder muss. Die gleiche Freundin teilte mir mit, dass ihre Lymphe sechs Wochen benötigte, um zu lernen, die Gifte über die Haut auszuscheiden. Sie hat allerdings schon keine Bauchspeicheldrüse mehr, weil diese entfernt werden musste. Ihr Körper ist also schon massiv geschädigt.

Es kann durchaus sein, dass Sie zwischendurch mal aus der Wanne müssen, um auf die Toilette zu gehen, denn die ausgeschwemmten Säuren setzen Wasser frei, das nun nicht mehr benötigt wird. Auf diese Weise kann man sich schlank baden!!

Ich verlor in den ersten Wochen bei jedem Bad 400 Gramm an Gewicht! Wie gesagt, ließ ich allerdings auch das Abendessen ausfallen. Wem es nichts ausmacht, der kann den Urin auch in der Wanne los werden. Das soll ohnehin gut für die Haut sein.

Wer keine Lust hat, sich stundenlang in die Wanne zu legen (das geht vielen Männern so), der kann auch ein basisches Fußbad vor dem Fernseher nehmen. Hier gelten die gleichen Regeln wie beim Vollbad.

Die Füße und die Schienbeine sind die Hauptstellen, an denen die Säuren über die Haut hinaus drängen. Über das Warum konnte ich in der Literatur nichts finden. Vielleicht ist es so, dass die Säuren durch die Schwerkraft nach unten gedrückt werden, solange sie noch nicht in kristalliner Form eingelagert sind. Und auch da ist es so, dass es mit Fuß- und Beinproblemen beginnt. Übrigens soll man sogar ein Raucherbein durch die Entsäuerungskur wieder so hinbekommen, dass es nicht abgenommen werden muss und sogar völlig regeneriert. Hier muss man aber konsequent entschlacken und vor allem schnell.

Jeder, der ein Pieksen in der Sohle verspürt oder trockene Schienbeine hat, ist stark übersäuert, denn die Leber und die anderen Entgiftungsorgane schaffen die anfallende Giftmenge nicht mehr auszuscheiden, so dass der Körper zu Notmaßnahmen greift. Auch die unangenehmen Schweißfüße sind solch eine Notmaßnahme. Die Salzsocken sind deshalb auch so wirksam um gezielt Heilungen zu erreichen.

4.) Salzsocken oder Salzwickel

Zu den Salzsocken griff ich erst, nachdem ich mal keine Lust auf das Baden hatte und auch die Krampfadern loswerden wollte. Baden ist für Krampfadern nicht gut. Sie werden dadurch sogar noch gefördert.

Die Salzsocken sind mindestens genauso effektiv wie das Baden, da sie die ganze Nacht über wirken. Beim Baden wird die ganze Haut angeregt und das geschieht anscheinend über die Salzsocken ebenfalls, denn dann juckt es auch an anderen Körperteilen. Nicht nur an den Füßen. Salzsocken und am gleichen Tag baden ist nicht zu empfehlen, da dann die Haut regelrecht Falten wirft.

Hierzu bereitet man mit einem der unter Punkt drei erwähnten Salzarten (kein Kochsalz) in einem geeigneten Behälter (ich nehme einfache Margarinenbecher) eine Sole vor. Wer es genau machen will, kann mit den Säure-Mess-Streifen nachmessen. Der Wert sollte weit über dem neutralen Punkt im basischen Bereich liegen, sonst wirkt es nicht. (Das gilt für das Badewasser genauso.) Dann taucht man ein paar weite Socken (sie dürfen auf der Haut keinen Rand hinterlassen, sonst brennt es an diesen Stellen durch den Druck unangenehm, weil dann dort besonders viele Säuren hinausdrängen) in die Sole (warmes oder kaltes Wasser), wringt sie so gut aus, dass sie nicht mehr tropfen und zieht sie über. Dann streift man ein paar warme Wollsocken darüber und geht schlafen. Wer friert, kann eine Wärmflasche unterlegen. Beim ersten Mal kann es etwas unangenehm sein, weil es auch ungewohnt ist. Aber erstaunlicherweise gewöhnt man sich schnell daran. Sogar meine Kinder akzeptieren sie, ohne Probleme zu machen. Auch hier gilt als oberste Regel: Mineralien zuführen, damit die Säuren überhaupt ausgeschwemmt werden können.

Insgesamt muss man bei allen Maßnahmen viel Trinken, um die nötige Flüssigkeit zum Ausschwemmen auch zur Verfügung zu haben. Ich trinke gerade Abends sehr viel, weil man dann auch weniger Hunger hat.

Eine Dauerbehandlung dieser Art soll sogar die lästigen Krampfadern beseitigen, gegen die es angeblich kein Mittel gibt und die eine angeborene Bindegewebsschwäche sein soll. Das Bindegewebe wird aber erst dadurch so schwach, dass es als Abfallgrube missbraucht wird. Beseitigt man den Abfall, wird auch das Bindegewebe wieder stärker, jedoch wird es nie mehr die frühere Elastizität erreichen können. Ob die Krampfadern tatsächlich damit weggehen, kann ich erst bei einer Neuauflage dieses Buches berichten. Zumindest spüre ich aber ein Zucken mal dieser oder jener Ader und merke dadurch, dass sich da wirklich etwas tut. Dieses Zucken der Venen und Adern ist allerdings ein Zeichen von Magnesiummangel, und den muss man beheben, in dem man eine Magnesiumtablette in Wasser auflöst und dies dann trinkt.

Wer keine besondere Wirkung bei den Salzsocken spürt, sollte zusätzlich Grünen Hafertee oder den oben erwähnten Kräutertee trinken, denn der löst kristallisierte Salze aus den Gelenken und anderen Festdepots.

Noch ein kleiner Tipp: Nach dem Walken, Ultra-Light-Lauf oder den Salzsocken, sollte man die Füße gründlich waschen, da sonst die Gefahr des Fußpilzes besteht. Das gilt vor allem, wenn man mehrere Wochen hintereinander jeden Tag Salzsocken anwendet.

5.) Zusätzliche Vitamine

Vitamine können ihre großartige Wirkung nur in einem intakten Säuren-Basen-Gleichgewicht entfalten. Solange kein Gleichgewicht besteht, sollten Vitamine aller

Sorten zusätzlich eingenommen werden. Sie unterstützen die Harmonisierung des Gleichgewichts. In unserem Obst und Gemüse sind leider nicht mehr allzu viele Vitamine und Vitalstoffe enthalten. Erschreckende Statistiken zeigen auf, dass es alle 10 Jahre um die Hälfte weniger werden. Will man fit und vital bis ins hohe Alter bleiben, muss man wohl auf Dauer Vitaminpräparate zu sich nehmen. Allerdings immer mit Obacht auf die fettlöslichen (A, D, E, K): Bei diesen sollten regelmäßige Pausen eingelegt werden, weil sie sonst als Gift im Körper eingelagert werden könnten.

Wasserlösliche Vitamine hingegen werden einfach ausgeschwemmt, wenn sie im Überfluss vorhanden sind, wie wir schon gehört haben. Hier sollte man aber generell die Bücher von Klaus Oberbeil lesen, der sich zu Vitaminen, Mineralstoffen und Spurenelementen ausführlich äußert. Ich habe das nur grob umrissen, um demjenigen, der sich einen schnellen Überblick verschaffen will, diese Möglichkeit zu geben.

6.) Ernährung auf basischer Basis

Verhältnis 4:1

Wer seinen Körper entsäuern will, soll und muss sogar seine Ernährung völlig umstellen, und das für längere Zeit, am besten für immer. Es reicht nicht, wie bei einer Diät, dies einige Wochen zu tun. Wer für ein Umdenken nicht bereit ist, wird seine Säuren vielleicht reduzieren, aber nicht auf Dauer los werden. Das Verhältnis der basischen Nahrungsmittel zu den sauren sollte 4:1 betragen. Das heißt, man darf ruhig Säuerndes (am besten Morgens) essen, doch eben viermal weniger als Basisches. Mit einer gewissen Menge an Säuren wird der Körper ja auch spielend fertig. Wer allerdings hochgradig versäuert ist, sollte sich mindestens vier Wochen lang nur basisch ernähren, denn die Säurenspitzen müssen erst einmal abgebaut werden.

An dieser Stelle muss ich einmal deutlich betonen, dass es hier nicht um eine Diät geht, obwohl ich dauernd von der Ernährung spreche. Das Säure-Basen-Konzept ist eine grundsätzliche Lebenseinstellung, die man sich zueigen machen muss, will man gesund und alt werden. Beachtet man die Grundprinzipien, so kann man innerhalb eines gewissen Rahmens nicht übermäßig viel aber auf jeden Fall genug und sehr gut essen, ohne dabei krank, dick und alt zu werden. Nur wer dazu bereit ist, kann das einmal gesteckte Ziel auch erreichen. Hat man sich erst einmal umgewöhnt, und das wird nicht schnell gehen (ich verspreche keine schnellen Lösungen), hat man mit der Zeit auch gar kein Interesse mehr, die alten Gewohnheiten wieder aufzunehmen, denn der Körper sagt einem dann ganz deutlich, was falsch ist.

Als Faustregel gilt:
5 mal am Tag Obst oder Gemüse essen.

Warum manche Raucher trotz ihres „Genusses“ sehr alt werden, verwundert schon lange die Wissenschaft. Das liegt vermutlich daran, dass sie instinktiv einen Ausgleich über eine überwiegend basische Ernährung vornehmen und sich damit entgiften.

Über die Trennkost wurde schon viel geschrieben. Nach neuesten wissenschaftlichen Erkenntnissen soll es nicht stimmen, dass der Körper Kohlenhydrate (enthalten in Nudeln, Reis, Klößen, Kartoffeln) und Eiweiße (enthalten in Fleisch, Fisch, Wurst) nicht gleichzeitig verarbeiten kann. Die Trennkost beruht auf dem Gedanken, dass man beispielsweise zu Fisch oder Fleisch nur Gemüse oder Obst isst und keine Nudeln, Kartoffeln oder Reis, die eben Kohlenhydrate enthalten. Isst man beispielsweise Kartoffelbrei mit Möhrengemüse, dann ist das „trennkostlike“. Ersetzt man den Kartoffelbrei durch ein Steak und isst dann dazu die Möhren ist das ebenso der Fall.

Zur Unterstützung der Entsäuerung ist die Trennkost jedoch ideal, da man automatisch mehr Gemüse abbekommt, wenn man auf die Kohlenhydrate bei der einen Mahlzeit oder auf die Eiweiße bei der anderen verzichten muss.

Die folgende Tabelle soll Ihnen einen nur kurzen Überblick gewähren, daher werden Sie einige Lebensmittel vermissen. Sie sind dem Buch *Wie neugeboren durch Säure-Basen-Balance* von Dr. med. Eva-Maria Kraske entnommen, dass wir Ihnen zur Vertiefung des Themas ausdrücklich empfehlen wollen.[2]

Bei manchen Lebensmitteln sind sich die verschiedenen Autoren nicht recht einig und so kann es Unterschiede zu anderen Büchern geben.

Will man sich beim Einkauf nach den Basenbildnern richten, so gibt es kleine Büchlein, die in eine Hosentasche passen, in denen alle gängigen Lebensmittel noch ausführlicher als hier aufgelistet sind.

---

[2] Eva-Maria Kraske, *Säure-Basen-Balance*, (Störungen & Symptome im Säure-Basen-Haushalt erkennen, Ernährungssünden ausgleichen, entschlacken, entgiften, abnehmen). © Gräfe und Unzer Verlag GmbH, 1999.

	Gemüse, Pilze, Hülsenfrüchte	
Basenbildner	**neutrale Lebensmittel**	**Säurebildner**
Blumenkohl	Auberginen	Artischocken
Broccoli	Erbsen, grün	Erbsen, getrocknet
Bohnen, frisch	Champignons	Linsen
Chicoree	Feldsalat	Mais
Endivie, frisch	Grünkohl	Rosenkohl
Gurken, frisch	Knoblauch	Rhabarber
Karotten	Kürbis	
Kartoffeln	Meerrettich	
Keimlinge und Sprossen	Paprika	
Kohlrabi-Knollen	Rotkraut	
Kopfsalat	Wirsingkohl	
Kräuter	Zwiebeln	
Lauch		
Pfifferlinge		
Rote Rüben		
Radieschen		
Rettich, weiß		
Sauerkraut		
Spinat, roh		
Steinpilze		
Tomaten		
Weiße Bohnen, getr.		
Zucchini		

	Nüsse, Samen	
Basenbildner	**neutrale Lebensmittel**	**Säurebildner**
Kürbiskerne		Chashewkern
Maronen		Erdnüsse
Sonnenblumenkerne		Haselnüsse
		Leinsamen
		Mandeln
		Pistazienkerne
		Sesam
		Walnüsse

	Fleisch, Fisch	
Basenbildner	**neutrale Lebensmittel**	**Säurebildner**
		Ente Fisch Gans Hammel Hase Hühnerfleisch Kalbfleisch Kaninchen Reh Rindfleisch Schinken Schweinefleisch Truthahn Pute

	Milch und Milchprodukte, Eier	
Basenbildner	**neutrale Lebensmittel**	**Säurebildner**
Frischmilch Molke Sahne, nicht hitze- behandelt Sojamilch	Buttermilch Eigelb Joghurt	Camembert Emmentaler H-Milch, H-Sahne Hüttenkäse Mozzarella Parmesan Quark Sauermilchprodukte (Sauerrahm, Dickmilch Créme frâche) Schaf- u. Ziegenkäse Schmelzkäse Voll-Ei

	Getreide und Getreideprodukte	
Basenbildner	**neutrale Lebensmittel**	**Säurebildner**
Sojamehl Tofu (Sojaquark)	Amaranth Cornflakes Dinkel, Dinkelgrieß Grünkern Hirse Weizenmehl, Auszug Vollkornbrot	Gerste Haferflocken Knäcke Kommissbrot Reis Schwarzbrot Teigwaren Weißbrot Weizen, geschält Weizengrieß

	Früchte	
Basenbildner	**neutrale Lebensmittel**	**Säurebildner**
Avocado Äpfel Birnen Erdbeeren Getrocknete Früchte Grapefruit Kirschen Mandarinen Melonen Mirabellen Orangen Pflaumen Pfirsiche Stachelbeeren Trauben Zitronen	Ananas Aprikosen Bananen Brombeeren Johannisbeeren, rot u. schwarz Kiwi Mango	

	Getränke	
Basenbildner	**neutrale Lebensmittel**	**Säurebildner**
Grüner Tee Kräutertee Mineralwasser, still		Alkoholika Bier Cola Kaffee Mineralwasser, mit KS süße Getränke allg.

	Sonstige	
Basenbildner	**neutrale Lebensmittel**	**Säurebildner**
Bäckerhefe Bierhefe Birnendicksaft Honig Rohrzucker Sanddornsaft Sojasauce		

7.) Grüner Tee und andere Entsäuerungstees

Hat man sein Gewebe bereits entsäuert (das merkt man daran, dass sich besagte wächserne Schutzschicht beim Baden kaum noch bildet), ist es angezeigt, die tiefer liegenden und bereits als Kristalle abgelagerten Säuren in Angriff zu nehmen. Man kann auch parallel zum Baden oder den Salzsocken vorgehen und damit Zeit sparen. Dann werden die körperlichen Reaktionen (Juckreiz) allerdings auch stärker ausfallen.

Entsäuerungstees gibt es die verschiedensten Sorten im Reformhaus oder in der Apotheke. Als sehr wirkungsvoll haben sich bei mir Grüner Hafertee und der erwähnte Kräutertee von Herba erwiesen, den ich nach langem Suchen in einem Geschäft der Schleckerkette fand. Auch die Aldikette führt Herbatees, doch gab es speziell diesen in unserer Gegend nicht. Kaum habe ich besagten Tee im Körper, fängt das Jucken wieder an; ein deutliches Zeichen, dass Säuren entfernt werden. In diesem Fall sind es die Harnsäuren, die gelöst werden. Beim Anwenden dieser Tees allerdings nie die Mineralien vergessen!

Um Schlacken zu lösen, muss man auch seine Trinkgewohnheiten ändern: Keinen Kaffee oder Schwarzen Tee mehr!

Ich höre regelrecht Ihren Entsetzensschrei. Dies gilt nicht für immer, sondern zumindest für einige Wochen, wenn man sich zu einer kampfmäßigen Entsäuerungskur entschließt. Aber grundsätzlich ist Kaffee der Gesundheit abträglich und im Grunde weiß das auch jeder. Daher sollte man den Kaffeegenuss zumindest stark einschränken. Das gleiche gilt für Alkohol. Trinkt man statt dessen abwechselnd die verschiedensten Kräutertees, trägt man wieder etwas dazu bei, lange und gesund zu leben. Kann man wirklich nicht ohne Kaffee oder Schwarzen Tee auskommen, sollte man zumindest gegensteuern. Zum einen durch Trinken von Wasser, da Kaffee entwässert. Das liegt daran, dass sich Säuren bilden und der Körper diese wieder ausschwemmen will. Und zum anderen durch die Einnahme von Mineralien und das Ausschwemmen über die Bäder.

Um Ihnen eine Hilfestellung für das Teetrinken zu geben, sind unten die wichtigsten Tees zum Entschlacken und Blutreinigen aufgeführt. Wer sich hiermit näher beschäftigen will, dem empfehle ich das Buch über die Naturtees von Prof. Hademar Bankhofer, dem die folgenden Angaben entnommen sind. Alle Literaturempfehlungen sind am Ende dieses Buches ausführlich aufgelistet.

Um die Wirkung von Vitaminen zu verstärken, kann man nach dem Kräutertee ein Stück Obst essen, denn Tee ist ein wunderbarer Vitamintransporteur.

Entschlackungstees von A-Z

Alant Dient der Blutreinigung. Hilft gegen Atemnot, Husten, Verschleimung der Atemwege. Der Tee spült die Nieren durch und hilft bei Antriebslosigkeit.

Ein halber Teelöffel zerkleinerter Alant-Wurzeln wird mit einer Tasse siedendem Wasser aufgegossen; zehn Minuten ziehen lassen. Zwei bis drei Tassen pro Tag.

Andorn Der Tee hilft bei trockenem Husten, bei Verschleimung der Bronchien, bei Verstopfung und nach Alkoholgenuss zur Stärkung der Leber. Bei Tendenz zu Hämorrhoiden (die eine Warteschlange von Giften darstellen) hilft er ebenfalls.

Zehn bis 15 Gramm Andorn wird mit einem halben Liter siedendem Wasser aufgegossen; fünf Minuten ziehen lassen. Morgens und abends eine Tasse trinken.

Angelika Der Tee wirkt blutreinigend und harntreibend. Wirkt bei Blähungen, Magen- und Darmproblemen. Wer drei Liter Angelika-Tee in die Badewanne gießt, kann den Organismus insgesamt stärken, weil die Wirkstoffe direkt über die Haut aufgenommen werden.

Ein Teelöffel klein geschnittener Angelika-Wurzeln wird mit einer Tasse kaltem Wasser über Nacht angesetzt, dann kurz aufgekocht. Pro Tag eine Tasse trinken.

Bärlapp Zur Ausleitung von Amalgamgiften wird dieser Tee empfohlen, denn er entgiftet die überbeanspruchte Leber. Hilft daher auch bei Alkoholgenuss. Er wirkt auch bei Verstopfung und Problemen mit den Nieren, der Harnleiter und der Blase.

Man überbrüht einen Teelöffel Bärlapp mit einer Tasse siedendem Wasser, lässt zwei bis drei Minuten ziehen und trinkt drei Tassen täglich.

Benediktenkraut - Der Tee gibt neue Kraft und regeneriert. Er reinigt das Blut und regt die Verdauung an. Außerdem belebt er. Bei Nierenentzündung soll man ihn allerdings nicht trinken.

Ein Teelöffel des Krauts wird mit einer Tasse siedendem Wasser aufgegossen; fünf Minuten ziehen lassen.

Bibernelle Dieser Tee wirkt wunderbar entgiftend, wenn man sich längere Zeit falsch ernährt hat oder in schadstoffreicher Luft lebt.

Ein Teelöffel der Wurzel wird mit einer halben Tasse Weißwein kurz aufgekocht; fünf Minuten ziehen lassen.

Birke Dieser Tee ist wirksam bei Hautausschlägen, die ja auf Grund von Vergiftungen bzw. zu viel Säuren auftreten. Daher ist er auch speziell gegen Gicht hilfreich und hat allgemein eine entschlackende Wirkung.

Ein Teelöffel Birkenblätter wird mit einer Tasse siedendem Wasser übergossen; drei Minuten ziehen lassen.

Bitterklee Ist ein ideales Blutreinigungsmittel. Stärkt allgemein Magen, Darm, Leber und Galle.

Ein Teelöffel von einer Mischung aus Bitterklee mit Salbei zu gleichen Teilen wird mit einer Tasse siedendem Wasser aufgegossen; drei Minuten ziehen lassen. Nicht mehr als eine Tasse pro Tag trinken.

Brennnessel Ist eines der besten Entschlackungsmittel. Eine Brennnesselkur sollte vier Wochen dauern.

Frische Brennnesseln sammeln, gut waschen, in kleine Stücke schneiden. Ein Esslöffel davon mit siedendem Wasser übergossen, zwei Minuten zugedeckt ziehen lassen, davon vier Tassen pro Tag trinken.

Generell gilt: Eine Teesorte soll man nicht länger als drei Wochen lang trinken. Dann ist ein Wechsel angebracht. Den grünen Hafertee und den Kräutertee kann man jedoch über Monate trinken.

Ehrenpreis Mit diesem Tee kann man Gicht und Rheuma (aber auch Kopfschmerzen, Brustbeklemmung, Katarrhe) lindern. Er hat blutreinigende Eigenschaften.

Ein halber Teelöffel getrockneter Ehrenpreis wird mit einer Tasse siedendem Wasser übergossen und zugedeckt fünf Minuten ziehen gelassen. Drei Tassen pro Tag trinken.

Ginster Dieser Tee wirkt gegen alle Steinleiden, die ja schon hochgradige Verschlackungen anzeigen. Vor allem bei Nierenleiden ist er hilfreich.

Ein Teelöffel Ginsterkraut aus der Apotheke wird in einer Tasse Weißwein oder in einer Mischung aus Weißwein und Wasser zu gleichen Teilen aufgekocht und mit Honig gesüßt.

Hauhechel Wirkt gegen Rheuma und Gicht.

Zwei Teelöffel klein geschnittene Wurzeln werden mit einer Tasse kaltem Wasser angesetzt; kurz aufkochen und trinken. Pro Tag zwei bis drei Tassen.

Wer schon einige dieser Tees ausprobiert hat und meint, sie wirken nicht, der hat sicher nicht genügend oder gar keine Mineralien dazu eingenommen, denn es nutzt nichts, die Schlacken zu lösen. Sie müssen auch gebunden und dann ausgeleitet werden, sonst setzen sie sich wieder irgendwo im Körper fest.

Heckenrose (Hagebuttenstrauch) - Dieser Tee ist ein vorzüglicher Vitamin-C-Lieferant und spült Nieren, Harnwege und Blase durch.

75 Gramm Hagebutten (keine Beutel) werden in einem halben Liter Wasser eine halbe Stunde gekocht. Ideal vorbeugend gegen Erkältungskrankheiten.

Heublumen (ein Gemisch aus getrockneten Blüten, Blättern, Samen, Blütenstaub) - Drei Liter Tee 15 Minuten ziehen lassen und dann in die eingelassene Badewanne gießen. 25 Minuten baden und dann ins Bett gehen. Er bekämpft Hautunreinheiten, Hautausschläge, Fußschweiß, Kniegelenksentzündungen, Rheuma, Unterleibsschmerzen, Frostbeulen. Bis auf den letzten Punkt sind dies alles typische Säurekrankheiten.

Drei bis fünf Handvoll Heublumen werden mit drei Liter kochendem Wasser übergossen, zehn bis 15 Minuten ziehen lassen.

Holunder Die Inhaltsstoffe dieses Tees schwemmen Gifte und Schlacken aus dem Organismus.

Zwei Teelöffel junge getrocknete Blätter werden mit einer Tasse siedendem Wasser überbrüht, fünf Minuten ziehen lassen, bis zu vier Tassen am Tag trinken.

Klette Wer speziell etwas für seinen Haarwuchs tun möchte, ist mit diesem Tee gut bedient.

Man kann ihn trinken und gleichzeitig auf den Haarboden auftragen.

Ein gehäufter Teelöffel mit zerkleinerter Klettenwurzel wird mit einer Tasse Wasser kalt angesetzt, sieben bis acht Stunden ziehen lassen, dann einmal kurz aufkochen und lauwarm trinken.

Liebstöckel Dieser Tee entwässert.

Ein Teelöffel zerkleinerter Wurzeln wird mit einer Tasse Wasser aufgekocht.

Löwenzahn Dieses „Unkraut“ hat starke entschlackende und entgiftende Wirkung, bringt die Leber in Schwung, kräftigt, ist harntreibend und liefert wertvolle Bitterstoffe und Vitamin C. Bei Gallensteinen, Gicht, Rheuma und Arthrosen sollte man diesen Tee regelmäßig trinken.

Ein Teelöffel getrocknete Löwenzahnblätter und ein Teelöffel zerkleinerte getrocknete Löwenzahnwurzel werden mit einer Tasse siedendem Wasser überbrüht; fünf bis acht Minuten ziehen lassen und pro Tag drei Tassen trinken.

Malve Der Tee löst Schleim und schwemmt Giftstoffe aus dem Organismus. Er heilt auch entzündete Verdauungswege.

Ein Teelöffel wird mit einer Tasse kochendem Wasser überbrüht; fünf bis sieben Minuten ziehen lassen; man trinkt zwei Tassen pro Tag.

Mistel Diesen Tee setzt man bei zu hohem oder zu niedrigem Blutdruck ein, die typische Versäuerungsfolgekrankheiten sind. Er wirkt auch der Verkalkung entgegen.

Zwei Teelöffel Misteltee werden mit einer Tasse kaltem Wasser bei Zimmertemperatur angesetzt und bleiben sechs bis acht Sunden zugedeckt stehen. Nie mehr als drei Tassen trinken.

Nussblätter Dieser Tee entschlackt und entgiftet. Er stärkt mit seinen Bitterstoffen die Leber und wirkt gegen Hautausschläge.

Zwei Teelöffel getrocknete Blätter mit einer Tasse siedendem Wasser überbrühen, fünf Minuten ziehen lassen.

Ringelblume - wirkt verschönernd, weil er intensiv blutreinigend ist.

Zwei Teelöffel getrocknete Ringelblume mit einer Tasse kochendem Wasser überbrühen, fünf bis zehn Minuten ziehen lassen.

Schafgarbe Wirkt gegen Hämorrhoiden, Leberstörungen, Rheuma und baut nach Erkältung und schockartigen Erlebnissen wieder auf.

Zwei Teelöffel Schafgarbe mit einer Tasse kochendem Wasser überbrühen, fünf Minuten ziehen lassen.

Silberdistel Der Tee stärkt und entgiftet die Leber. Man trinkt dazu zwei mal drei Wochen lang täglich drei Tassen und macht dazwischen eine Woche Pause.

Ein Teelöffel Mariendistelwurzeln oder Silberdistelwurzeln wird mit einer Tasse kochendem Wasser überbrüht; zehn Minuten ziehen lassen.

Tausendguldenkraut - Da Durchblutungsstörungen eine Folge des mangelhaften Säure-Basen-Gleichgewichts sind, ist dieser Tee hier hilfreich, denn er regt die Durchblutung an. Er hilft auch bei Magenschmerzen, Kopfschmerzen und Appetitlosigkeit.

Ein halber Teelöffel des Krauts wird in einer Tasse mit kaltem Wasser angesetzt und muss acht Stunden stehen. Dann trinkwarm erhitzen und ausschließlich vor den Mahlzeiten trinken. Aber nie mehr als eine Tasse pro Tag.

Teufelskralle - Dieser Tee hilft, die Cholesterinwerte zu senken, die auch eine Folge der Übersäuerung sind. Er wirkt auch bei Beschwerden der Gelenksarthrosen und bei Gicht.

Eine Kur zur Senkung der Blutfettwerte dauert drei bis sechs Monate. Frauen und Männer wirken danach jünger und vitaler.

Ein halber Liter Wasser wird zum Kochen gebracht. Zwei Esslöffel von der zerkleinerten Wurzel werden dazugegeben und das Ganze wird über Nacht zugedeckt stehen gelassen. Auf etwa fünf Portionen aufgeteilt über den Tag verteilt trinken.

Wachholder Er wirkt nervenstärkend und harntreibend, ist hilfreich bei Gicht, Rheuma und Muskelverspannungen, die ja auch Übersäuerungsanzeichen sind.

Zwölf getrocknete Wachholderbeeren werden mit einer Tasse kochendem Wasser aufgegossen; drei bis sieben Minuten ziehen lassen und schluckweise trinken. Zwei Tassen pro Tag sind in Ordnung, aber nie länger als drei Wochen, da sonst Nierenreizungen auftreten können.

Zerdrückt man den Wachholder vor dem Überbrühen, können die Wirkstoffe besser frei gesetzt werden.

Waldmeister - Hält die Leber aktiv. Ideal nach Alkoholkonsum.

Zwei Teelöffel werden mit einer Tasse kaltem Wasser angesetzt und müssen dann acht Stunden stehen. Zum Trinken warm machen.

Weißdorn Er wirkt bei seelischem und körperlichen Stress, die ja auch den Körper versäuern. Er kräftigt das Herz und hilft bei hohem Blutdruck und ein Fortschreiten von Arteriosklerose zu bekämpfen.

Zwei Teelöffel getrocknete Blätter und Blüten mit einer Tasse kochendem Wasser überbrühen, fünf Minuten ziehen lassen.

Zinkkraut Wirkt bei Gicht und Rheuma, ist harntreibend. Verschönert die Haut.

Ein Teelöffel wird mit einer Tasse kochendem Wasser übergossen; fünf Minuten ziehen lassen.

Nun haben Sie gesehen, dass gegen die Übersäuerung zahlreiche Kräuter gewachsen sind. Nutzen Sie diese. Nehmen sie Mineralien dazu und trinken Sie Wasser. Schwemmen Sie die gelösten Schlacken (und damit ihre Erkrankung) mit den aufgezeigten Methoden aus dem Organismus und verlängern Sie sich damit ihr Leben, und zwar auf gesunde Weise und ohne Nebenwirkungen!

8.) Basisches Wasser in großen Mengen trinken

Zum Ausschwemmen der Gifte benötigt der Körper viel Flüssigkeit. Diese hält das Blut, das den Säuretransport übernehmen muss, dünnflüssig.

Mit Wasser ist keinesfalls kohlensäurehaltiges Wasser gemeint, denn alle Kohlensäure, die zusätzlich zugeführt wird, muss mühsam über die Lunge wieder abgeatmet werden. Nur Stilles Wasser hat die richtige Wirkung. Es soll allerdings auch nicht mit Mineralien vollgepumpt sein, denn das Wasser soll ja als Transportmedium für die mit Hilfe von Mineralien gebundenen Gifte wirken. Ist das Wasser schon „voll", so kann dies nicht mehr funktionieren. Einige Mineralien darf es natürlich enthalten, aber nicht zu viele. Ideal ist Quellwasser.

Man kann sich basisches Wasser auch selbst herstellen. In Reformhäusern und Apotheken wird hierzu eine ganze Palette von Produkten angeboten. Ich liste sie hier nur kurz auf. In ihnen sind allgemein Stoffe enthalten, die zur Wiederherstellung des Säure-Basen-Gleichgewichts beitragen sollen.

Acidovert wird zur biologischen Umstimmung der Reaktionslage von Blut und Körpersäften eingesetzt, da eine zu geringe Alkalireserve zu Übersäuerung führt.

Alkala N ist eine Basenmischung, die dazu geeignet ist, das Säure-Basen-Gleichgewicht im Organismus wieder herzustellen.

Basica-Granulat enthält Mineralien und Spurenelemente, die zum Ausgleich der Säuren und Basen empfohlen werden. Beruht auf Milchzuckerbasis. Leute der Blutgruppe A sollten daher auf andere Mittel zurückgreifen.

Gelum Tropfen zielen darauf ab, dass die Säure wieder aus den Zellen heraus gelangt und in der Leber neutralisiert wird.

Rebasit wird zur Normalisierung des übersäuerten Stoffwechsels, zur Behandlung von Gicht und zur Auflösung von Harnsäuresteinen eingesetzt.

Ovocalcin N-Forte ist ein mit Biokatalysatoren, pflanzlichen Wirkstoffen und Mineralstoffen angereichertes Meeresalgenpräparat.

Presselin Osmo Pulver wird gegen Stoffwechselstörungen, zur Regulierung der Säureproduktion im Magen, zur Förderung der Leber-, Gallenblasen- und Bauchspeicheldrüsen-Tätigkeit eingesetzt.

Bei einem meiner Vorträge wurde mir erzählt, dass die Chlorella-Alge schnell das Säure-Basen-Gleichgewicht wieder herstellen soll. Das habe ich nicht selbst ausprobiert.

9) Gründliches Kauen

Ja, auch gründliches Kauen ist eine Entsäuerungsmaßnahme. Ist die Nahrung lange genug in der Mundhöhle, so werden die darin enthaltenden Säuren bereits dort neutralisiert und belasten den Organismus schon nicht mehr.

Darauf beruht auch die berühmte Mayr-Diät, bei der der Patient dazu verdonnert wird, auf altem Brot herumzukauen.

Jeder Bissen sollte ca. 30 mal gekaut werden, bevor er hinunter geschluckt wird. In unsere schnelllebige Zeit scheint so etwas nicht hinein zu passen, denn wer nimmt sich schon die Zeit, gründlich zu kauen? Ein hastiges Hinunterschlingen ist leider die Regel. Die fünf Minuten Zeit, die man sich nach einer Mahlzeit gönnen sollte, um das Essen setzen zu lassen nimmt sich ohnehin niemand mehr.

Mir fiel auf, dass ich schon den nächsten Bissen nahm, bevor ich den davor noch richtig hinunter geschluckt hatte. Auch das ist nicht gut. Erst schlucken, dann den nächsten Bissen aufnehmen. Das verlängert die Essenszeit. Der Sättigungsgrad wird dadurch schneller erreicht.

10.) Ganzheitlich basische Körperpflege

Die Körperpflege sollte nicht sauer sein, obwohl das in der westlichen Welt heute die Regel ist. Das war nicht immer so. Die Altenpflege war bis vor 50 Jahren noch basisch: Waschen mit Seifenwasser. Da gab es kein Durchliegen und keine offene Stellen. Da der Körper zu wenig gewendet wird, sammeln sich an den Aufliegestellen natürlich die Säuren und fressen sich durch den Druck durch die Haut hindurch.

Auch meine Zähne putze ich basisch, nämlich mit Bullrichsalz. Das salzige Milieu vertreibt Karies und Parodontose.

11.) Genügend Schlaf

Man kann gar nicht genug betonen, wie wichtig genügend Schlaf (7 bis 8 Stunden) für die Gesundheit ist. Im Schlaf regeneriert der Körper auf vielfältige Weise. Raubt man ihm diese Gelegenheit, stellen sich Probleme ein. Ist der Stoffwechsel beispielsweise genügend in Schwung, so verbrennt der Körper im Schlaf bis zu 1800 g Fett pro Nacht. Das habe ich selbst erlebt! Vor meiner Entsäuerungskur war ich schon froh, wenn ich Morgens mal 300 g weniger auf die Waage brachte als am Abend zuvor.

Hier noch mal einige meiner Beschwerden und was ich zusätzlich zur Entsäuerung dagegen unternommen habe:

Altersflecken auf der Stirn
Brüchige Fingernägel
Chronische Verstopfung
Haarausfall
Hämorrhoiden
Häufige Muskelverspannungen
Jucken der Haut
Knieprobleme
Krampfadern
Leichte Reizbarkeit
Schlecht heilende Wunden
Schwaches Bindegewebe
Sonnenallergie
Stromschläge
Übergewicht
Übermäßiges Schwitzen
Verdauungsgase
Vorzeitiges Ergrauen der Haare
Weiße Flecken auf den Fingernägeln
Zahnfleischbluten
Zahlreiche Löcher in den Zähnen

Der **Altersfleck** auf der Stirn müsste mit vollständiger Entsäuerung auch komplett von alleine verschwinden, da es sich dabei um ranziges Eiweiß handelt, das der Körper auf Grund der großen Giftmenge nicht mehr abbauen kann. Er ist auch schon blasser geworden. Da ich es jedoch eilig hatte, auch das loszuwerden, griff ich einen Tipp auf, den ich in einem Buch über die Heilkraft der Ananas las: Man legt frisch geschnittene Ananas für eine Viertelstunde auf die betroffenen Stellen und lässt den Ananassaft, der das Enzym Bromelain enthält, einwirken. Ich nahm die Ananasschalen dafür und aß das Innere lieber auf, da das Fruchtfleisch der Ananas zahlreiche wohl tuende (auch basische) Wirkungen auf den Organismus hat. Bromelain wirkt nämlich entzündungshemmend, wie ich selbst feststellen konnte. Als ich eines Tages einen entzündlichen Kloß auf meinen Stimmbändern spürte, aß ich eine komplette Ananas und am nächsten Tag hatte ich keine Schmerzen mehr und auch das unangenehme Druckgefühl war verschwunden.

Die **brüchigen Fingernägel** und **weißen Flecken** darauf verschwanden von selbst, als ich jeden Tag meine *Schindeles Mineralien* ein Jahr lang je zwei Kapseln zu mir genommen hatte. Das gleiche gilt für das **blutende Zahnfleisch**. Auch hier war Mineralienmangel bzw. Vitaminmangel die Ursache.

Die **Verstopfung** verschwand von selbst, da ich von nun an auf Fleisch fast völlig verzichtete. Fleisch benötigt 60 Stunden um vollständig verdaut zu werden. Durch diese lange Zeit trocknet es aus und ist entsprechend schwer loszuwerden. Besteht die Nahrung überwiegend aus Obst und Gemüse, entledigt sich der Organismus der Reste sogar mehrmals am Tag. Da sie noch relativ feucht und weich sind, gibt es dabei keine Probleme mehr. Sie fallen praktisch wie von selbst heraus. Für jemanden, der oft tagelang „nicht konnte", und wenn, nur unter Schmerzen, ist das eine wahre Wohltat.

Dem **Haarausfall** musste ich auch noch konkret entgegen wirken, da er erst aufhören würde, wenn ich komplett entsäuert wäre. Auch das war mir zu lange, denn bis dahin wäre ich kahl gewesen. Also nahm ich jeden Tag Zink zu mir, und das stoppte den Haarausfall schon nach wenigen Wochen. Ganz hat er aber noch nicht aufgehört.

Hämorrhoiden sind nichts anderes als eine Warteschlange von Giften, die so lang sein kann, dass sie sozusagen zum Hintern herauskommt. Gehen sie auf, so ist das ein verzweifelter Versuch des Körpers, die Säuren loszuwerden. Verödet man sie, ist dem Organismus damit nicht geholfen, sondern es werden nur die Beschwerden gelindert. So schlimm war es bei mir zum Glück nicht und gegen diese lästigen Dinger musste ich auch nichts konkret unternehmen. Sie verschwanden mit zunehmender Giftfreiheit von allein. Hier helfen aber auch Sitzbäder in den verdünnten Tees, die gegen Hämorrhoiden helfen.

Die **Muskelverspannungen** habe ich nur noch dann, wenn ich mal wieder etwas gegessen habe, das meinen Körper versäuert. Ansonsten ist das Powerwalking ein hervorragendes Mittel dagegen. Durch das bewusste weite Armschwingen werden die Muskeln in den Schultern wunderbar entspannt. Für Menschen, die viel am Computer arbeiten, ist das die einfachste (und auch billigste) Methode, Schmerzen vorzubeugen oder sie ganz loszuwerden.

Das **Jucken** der Haut hat nicht aufgehört, denn ich bin nach wie vor nicht säurefrei. Das Jucken wird erst dann vollständig aufhören, wenn das Säuren-Basen-Gleichgewicht wieder hergestellt wurde. Besonders lästig ist es, wenn die Kopfhaut juckt. Das tut sie, wenn ich etwas zu mir nehme, das wieder Mineralien benötigt, um abgebaut zu werden. Die holt sich der Körper ja auch aus dem Haarboden, daher schiebt er die Säuren dorthin, und das kann man spüren.

Ich trinke zwar selbst keinen Kaffee, aber dass Kaffee genau diese Wirkung – zusätzlich zur Entwässerung – hat, konnte ich bei einer Faschingsveranstaltung erfahren. Eine mir bekannte Lehrerin trank ihren Kaffee, gleichzeitig griff sie sich an den Kopf um an einer Stelle zu kratzen, die juckte. Es war ihr nicht bewusst und ich habe auch nichts gesagt. Aber bereits nach dem ersten Schluck schien der Körper zu registrieren: Kaffee – Mineralien werden gebraucht, also schleunigst welche holen, und zwar von da, wo es am Schnellsten geht, aus dem Haarboden. Diese Beobachtung machte ich inzwischen schon öfter.

Was ich gegen die **Knieprobleme** tue, habe ich weiter oben erläutert, nämlich Kräutertee trinken, Mineralien nehmen und dann alles ausschwemmen.

Gegen die **Krampfadern** ziehe ich nun seit Wochen die Salzsocken an, nehme natürlich meine Mineralien und bade erst mal nicht mehr.

Die **Reizbarkeit** hat sich von alleine gegeben, da ich nun nicht mehr so sauer bin. Das gleiche gilt für die schlecht heilenden Wunden.

Das schwache **Bindegewebe** wirkte sich bei mir so aus, dass meine Mittelfußknochen am Durchbrechen waren und ich entsprechende Schmerzen hatte. Ich hörte mit Karate und Judo auf, weil dieser Sport sehr „fußintensiv“ ist. Die Schmerzen verschwanden aber erst, nachdem ich ein Jahr entsäuert hatte. Mein Bindegewebe ist nun nicht mehr geschwächt.

Da ich nun regelmäßig Calcium und andere Mineralien zu mir nehme, habe ich auch keine **Sonnenallergie** mehr.

Mit den **Stromschlägen** sind natürlich nicht die aus der Steckdose gemeint. Unser Körper arbeitet zur Reizübermittlung mit Schwachstrom. Ist der ganze Körper übersäuert, so laden wir uns wie bei einer Batterie, die ja auch mit Säure betrieben wird, auf. So kann es vorkommen, dass wir irgendwo einen kleinen Stromschlag abbekommen, ohne zu wissen, warum. In diesem Moment haben wir uns entladen. Sicher hat es auch mit den Materialien zu tun, die wir am Körper tragen, oder auf denen wir laufen, aber sie sind nicht die eigentlichen Verursacher dieser Stromschläge.

Das **Übergewicht** wurde ich durch das Baden los und das **Schwitzen** war eine Notmaßnahme des Körpers, um die Säuren loszuwerden. Es wurde einfach überflüssig und hörte daher von alleine auf.

Die **Verdauungsgase** wird man auch nicht los, wenn man vegetarisch lebt. Man muss halt lernen, sie dezent loszuwerden. Unterdrückt man sie, vergiftet man sich wieder.

Wenn ich nicht für meine Familie kochen müsste, würde ich wohl auch eineinhalb Jahre auf Rohkost umsteigen, um zu sehen, ob ich damit wirklich meine **ergrauten Haare** loswerde.

Die **weißen Flecken** auf den Fingernägeln verschwanden ebenfalls automatisch, als ich genügend Mineralien zu mir nahm. Das gleiche gilt für das Zahnfleischbluten und neue Löcher habe ich auch keine mehr. Erst einmal wegen der Mineralien und auch wegen der basischen Zahnpflege.

Sicher haben Sie auch das eine oder andere Zipperlein. Nehmen Sie sie nicht hin, sondern tun Sie etwas dagegen! Nun haben Sie das nötige Werkzeug dazu.

Der Titel dieses Buches lautet „Die Entsäuerung des Körpers, der ultimative Jungbrunnen und Schlankmacher".

Ist die Wiederherstellung und Beibehaltung des Säure-Basen-Gleichgewichts also tatsächlich der ultimative Jungbrunnen und Schlankmacher? Ich sage ja! Probieren Sie es und Sie werden sehen und spüren, wie es wirkt.

Ich wünsche nun jedem, der darangeht, seine Säuren aus dem Körper zu schwemmen, viel Erfolg und hoffe, dass meine Erfahrungen, die ich hier niedergeschrieben habe, dabei helfen werden.

5. Rezepte

Nach einer Portion Rühreier maß ich interessehalber den Säurewert im Urin, weil ich nicht recht glauben wollte, dass Eier ungesund sind. Er lag bei erschreckenden 5,9 obwohl er sonst schon recht gut war. Ich versuche nun, so wenig Eier wie möglich zu verwenden, oder wenn, dann nur das Eigelb. Hier gibt es viele verschiedene Empfehlungen. Sie reichen von höchstens vier Eier pro Woche bis zu höchstens ein Ei pro Woche. Letzteres geht kaum, da ja in Nudeln schon Eier enthalten sind. Es gibt im Reformhaus allerdings auch Nudeln ohne Ei. Ohne Eier zu kochen ist allerdings sehr schwer und ich wollte auf sie auch nicht verzichten.

Die Grundregel der Ernährung sollte lauten:

Iss Morgens wie ein Kaiser, Mittags wie ein König und Abends wie ein Bettler.

Dieser alte Spruch hat nichts an Aktualität verloren und beinhaltet sehr viel Weisheit.

Da es in diesem Buch hauptsächlich um die Ernährung geht, hier nun einige Rezeptvorschläge, wie eine basische Ernährung über den Tag verteilt aussehen könnte. Sie werden feststellen, dass ich sehr viel Wert auf ein opulentes Frühstück lege. Isst man sich dabei satt, benötigt man bis zum Mittagessen eigentlich nichts mehr. Auf jeden Fall reicht dann für zwischendurch ein Stück Obst. Wer nur mit einem Kaffee im Magen den Tag beginnt, entzieht dem Körper Energie, anstatt sie zuzuführen. Ein Obstteller zum Frühstück wäre ideal, weil darin all die Power steckt, die man für einen schweren Arbeitstag benötigt.

Meine Rezepte sind einfach und mit möglichst wenig Zutaten. Bei den Preisen heutzutage ist eine lange Einkaufsliste nicht unbedingt wünschenswert.

Mit Ausnahme der Kuchen sind all diese Gerichte basenbildend. Das kann jeder per Teststreifen nachprüfen.

Frühstück

Bauernfrühstück

Das traditionelle so genannte Bauernfrühstück wird mit Speck zubereitet. Verzichtet man aber auf die tierischen Eiweiße aus Gesundheitsgründen, bietet sich die „Fleisch-Alternative“ Pilze an. Als ich dies das erste Mal ausprobierte, war ich selbst skeptisch, doch war das Ergebnis mehr als zufrieden stellend. Selbst wenn man Pilze eigentlich nicht so mag, sind sie in Kombination mit anderen Lebensmitteln doch sehr schmackhaft.

Zubereitungszeit: 30 Min.

Zutaten für 4 Personen:

500g Kartoffeln
250g Champignons
4 Eier
Salz
Kreta-Olivenöl
3 EL Sojamilch
Frische Kräuter nach Geschmack

Zubereitung:

Die Kartoffeln im Dünsttopf 20 Min. garen. Schälen, in Scheiben schneiden, kalt stellen. Pilze waschen (nur wenn es unbedingt nötig ist) bzw. bürsten, putzen (in der Reihenfolge, damit die wertvollen Stoffe erhalten bleiben, das gilt generell für Gemüse) und in Scheiben schneiden. Öl in der Pfanne erhitzen, die Pilzscheiben darin flott anbraten und aus der Pfanne nehmen. Nochmals Öl in die Pfanne und die Kartoffelscheiben einzeln von beiden Seiten braten, die fertigen entnehmen und den Vorgang wiederholen, bis alles angebraten ist. Die vier Eier in einem tiefen Teller miteinander und der Sojamilch verquirlen und mit Salz würzen. Dann die Pilze und alle Kartoffeln in die Pfanne geben. Die Eier darüber geben und das Ganze so lange umwenden, bis die Eier nicht mehr flüssig erscheinen. Nochmals mit Salz, Kräutersalz und frischen Kräutern abschmecken und dann servieren.

Müsli

Eine sehr sättigende Mahlzeit bildet das Frischkornmüsli. Es ist reich an Ballaststoffen und Vitaminen, wenn man das Mehl selbst malt.

Ich hole mir dafür Dinkel vom Ökobauern am Ort. Hier kann ich sicher sein, dass das Getreide noch nicht lange gelagert wurde und auch keine langen Wege hinter sich hat, denn das raubt viele gesunden Stoffe.

Zubereitungszeit: 10 Min.

Zutaten für 1 Person:

Zwei Handvoll Dinkelkörner
1 Banane
1 Apfel
1 EL Honig
Sojamilch

Zubereitung:

Dinkelkörner am Vortag schroten. Das heißt, nicht völlig zu Mehl zermahlen. In einem verschließbarem Gefäß mit Sojamilch verrühren, bis alles durchfeuchtet ist, Deckel schließen und über Nacht im Kühlschrank einweichen.

Am Morgen die Körner in einer Müslischüssel mit der Sojamilch und dem Honig verrühren. Banane stückeln, Apfel nicht schälen, aber Kerngehäuse entfernen, ebenfalls stückeln und unterheben, fertig.

Ich lasse inzwischen den Honig weg, denn Früchte enthalten genug Fruchtzucker.

Waffeln

Meine Kinder essen nicht gerne Brot. Sie freuen sich immer, wenn es Waffeln zum Frühstück gibt. Hierfür habe ich ein Spezialrezept entwickelt.

Zubereitungszeit: 15 Min.

Zutaten für 8 Waffeln:

4 EL Dinkelmehl
4 EL Kartoffelmehl
100g Sojamargarine
4 Eigelb
1 Messerspitze Backpulver
9 EL Sojamilch
3 EL Fruchtzucker oder 2 EL Honig

Zubereitung:

Alle Zutaten in eine Rührschüssel geben und mit dem Schneebesen zu einem glatten Teig verrühren. Je nach Waffeleisen die Form mit Öl einpinseln oder nicht und die Waffeln bis zur gewünschten Bräune backen.

Mittagessen

Blumenkohlsuppe

Im Jahre 1999 hatten wir ein Paar zu Gast, das sich nur vegetarisch ernährte. Zu dieser Zeit hatte ich noch wenig Ahnung von einer vollwertigen vegetarischen Kost und überlegte krampfhaft, was ich kochen könnte. Mir fiel nur meine bewährte Blumenkohlsuppe ein, die einfach zuzubereiten ist, kaum Zutaten benötigt und auch noch schnell geht. Das Ergebnis war, dass der Topf im Nu geleert war und alle mindestens zwei Teller gegessen hatten.

Zubereitungszeit: 25 Min.

Zutaten für 4 Personen:

1 großer Blumenkohl
6 EL Dinkelmehl (am besten frisch gemahlen)
etwas Soja-Margarine
Salz, Kräutersalz
Muskatnuss
Ein Schuss Sojamilch

Zubereitung:

Den Blumenkohl waschen, dann putzen, ganz oder in Röschen zerteilt in einen Topf mit sprudelndem Salzwasser geben und 20 Min. bei mittlerer Hitze kochen.

Alternative: ¼ l Wasser mit etwas Salz in den unteren Teil eines Dünsttopfes geben. Blumenkohl in den oberen Teil. Da bei dieser schonenden Garweise ein großer Teil der Vitamine und Mineralien erhalten bleibt, ist dies die gesündere Alternative. Allerdings hat man dabei nur wenig Gemüsebrühe für die Suppe. Es empfiehlt sich daher, jede Gemüsebrühe, die nicht unmittelbar verwendet wird, einzufrieren, so dass man damit dann bei Bedarf auffüllen kann.

In einem Topf Margarine zerlassen, Mehl einrühren und Mehlschwitze bereiten. Mit der Gemüsebrühe auffüllen, mit Salz und Muskatnuss abschmecken. Den Strunk aus dem Blumenkohl schneiden und den Rest in die Suppe geben und wenn erwünscht mit einem Pürierstab zerkleinern. Einen Schuss Sojamilch dazugeben. Nochmals abschmecken.

Dazu passt Dinkelbrot.

Variante:

Dickt man diese Suppe etwas mehr ein, kann man sie auch als Spaghettisoße verwenden.

Broccoli kann man auf die gleiche Art zubereiten. Genauso wie Spargel.

Mehlklöße

Mein Mann erinnerte mich an ein Gericht aus seinen Kindertagen, das schnell zubereitet war und ihm immer gut geschmeckt hätte. Im Laufe unserer vielen Ehejahre konnte ich mich nicht so recht dafür begeistern, aber als wir unsere Ernährungsgewohnheiten änderten, lernte ich dieses schnell zubereitete Essen wieder schätzen. Gemeint sind die Mehlklöße, bei denen sich das Beilagengemüse vielseitig variieren lässt. Sie schmecken mit Vollkornmehl auch nicht schlechter als mit Weißmehl. Nur sind sie dann nicht mehr weiß, sondern haben eine braune Farbe.

Zubereitungszeit: 25 Min.

Zutaten für 4 Personen:

¼ l stilles Mineralwasser
400g Vollkornmehl oder Dinkelmehl (am besten frisch gemahlen)
1 Ei
Eine Priese Muskatnuss
Salz nach Geschmack
3 Kohlrabi
4 EL Mehl und 50g Margarine für die Mehlschwitze
Kräuter nach Geschmack

Zubereitung:

Einen großen Topf mit Salzwasser zum Kochen bringen. Einen weiteren, kleineren Topf mit Salzwasser für die Kohlrabi zum Kochen bringen. (Für Gemüse ist der Dünsttopf schonender).

Während dessen die Kohlrabi schälen und in Streifen schneiden. In das Wasser geben. Dann einen Teig aus Ei, Mehl, Salz, Muskatnuss und Wasser mit dem Handmixer zubereiten. Der Teig sollte relativ fest, aber nicht trocken sein, so dass er sich gut löffelweise teilen lässt. 10 Min., bevor die Kohlrabi fertig sind (Gemüse braucht meist nicht mehr als 20 Min. Garzeit), esslöffelweise Teig entnehmen und in den Topf geben. Wenn der Kohlrabi fertig ist, die Brühe auffangen und im unteren Teil des Dünsttopfes Margarine schmelzen und mit dem zugefügten Mehl eine Mehlschwitze bereiten. Mit dem Gemüsefond auffüllen. Wenn es zu wenig ist, noch mit Wasser oder eingefrorenen Gemüsebrühenresten oder mit gekörnter Brühe auffüllen. Kohlrabi hinein geben, mit Salz und Muskat abschmecken. Einen Schuss Sojamilch für die cremige Konsistenz dazu geben. Wer will, kann das Ganze auch noch pürieren.

Mehlklöße dem Wasser entnehmen mit frischen Kräutern bestreuen und anrichten.

Variationen mit Rosenkohl, Wirsing, Broccoli oder Blumenkohl schmecken genauso gut.

Klöße mit Soße und Pilzen

Meine Kinder essen für ihr Leben gern Kloß mit Soße. Als ich ihnen verkündete, dass es diese Art Soße nicht mehr geben würde (schließlich war sie aus dem Bratenfond entstanden), machten sie lange Gesichter. Also überlegte ich mir, wie man eine braune Soße ohne Braten erhalten könnte. Die Lösung hieß: Pilze. Anstatt des Fleisches briet ich Pilze an und das Ergebnis kann sich sehen lassen.

Zubereitungszeit: ½ Stunde

Zutaten für 4 Personen:

250g Champignons
250g Austernpilze oder Gemüseburger
1 Zwiebel
1 Stange Lauch
3 Möhren
½ Knolle Sellerie
(das Gemüse kann auch abgewandelt werden, je nachdem, was gerade im Hause ist)
2 Packungen Kloßteig oder selbst gemachte Klöße
½ l Wasser
Kräuter nach Geschmack
Würzmischung
Salz
3 EL Kartoffelmehl
Kreta-Olivenöl

Zubereitung:

Topf mit Salzwasser zum Kochen bringen. Inzwischen Gemüse waschen, putzen und klein schneiden. Zwiebel und in Scheiben geschnittene Champignons anbraten und mit Wasser ablöschen. Das übrige Gemüse und Gewürze nach Geschmack dazu geben und 20 Min. köcheln lassen. Die Gemüsebrühe sieben, die Soße wieder in den Topf geben, mit in Wasser angerührtem Stärkemehl andicken und abschmecken. Warm stellen.

Als „Nichtfleischbeilage" kann man Austernpilze verwenden. Mit Salz und Pfeffer würzen, kurz andünsten und dazu servieren. Auch fertige Gemüseburger schmecken dazu hervorragend. Diese ebenfalls kurz anbraten, damit sie Farbe und Temperatur bekommen.

Tipp: Pilzreste von anderen Mahlzeiten kochen, die Pilzbrühe (ohne Pilze) einfrieren und bei Bedarf der Soße hinzufügen. Ich koche mir immer eine größere Menge und friere sie dann Portionsweise ein. So habe ich immer einen Geschmacksverstärker an der Hand.

Weicht man getrocknete Pilze eine Stunde ein, so ergibt der verwendete Sud einen intensiven Pilzgeschmack.

Nudeln mit Meerrettich und Pilzen

Das typisch fränkische Hochzeitsessen besteht aus Nudeln mit Meerrettich und dazu Rinderbraten und Preiselbeeren. Aber es schmeckt auch gut ganz ohne Fleisch. Als „Fleischersatz“ kann man bei vielen Gerichten wieder Pilze, beispielsweise Austernpilze oder die besonders gesunden Shitakepilze nehmen. Bei manchen meiner gewagten Experimente war ich dann selbst überrascht, wie gut es schmeckte, und das war bei diesem hier der Fall.

Zubereitungszeit: 20 Min.

Zutaten für 4 Personen:

500g Vollkornbandnudeln ohne Ei oder Dinkelnudeln
1 Glas Meerrettich (wer auf Milchprodukte verzichten muss, sollte keinen Sahnemeerrettich verwenden)
1 Glas Preiselbeeren
3 EL Vollkornmehl
50g Margarine
Kreta-Olivenöl
250g Champignons oder Austernpilze

Zubereitung:

Nudeln nach Packungsanweisung kochen. Mehlschwitze aus Mehl und Margarine bereiten, Meerrettich dazu geben und mit ca. ¼ l Wasser oder Gemüsebrühe ablöschen. Pilze waschen (oder bürsten) und putzen, in Scheiben schneiden, mit Olivenöl in einer Pfanne schmoren mit Salz und Pfeffer würzen und dazu reichen. Auch zu diesem abgewandeltem Hochzeitsessen passen die Preiselbeeren hervorragend.

Wer will, kann auch eine Stange frischen Meerrettich verwenden. Diesen nach dem Waschen und Putzen klein reiben.

Spaghetti mit Tomatensoße

Als ich diese Spaghetti das erste Mal meiner Familie servierte, verlangten sie von nun an jede Woche einmal dieses Essen.

Zubereitungszeit: 25 Min.

Zutaten für 4 Personen:

500g Dinkelnudeln
600g Tomaten
2 kleine Dosen Tomatenmark
Kräuter wie: Oregano, Petersilie, Basilikum
Salz
Etwas gekörnte Gemüsebrühe zum Verfeinern

Zubereitung:

Nudeln in Salzwasser al dente kochen. Während dessen Tomaten kurz in kochendes Wasser tauchen, häuten und klein schneiden. Öl erhitzen, die Tomaten dazu geben und 15 Minuten köcheln lassen. Das Tomatenmark und die Kräuter unterrühren, nicht mehr kochen lassen. Mit Salz und gekörnter Brühe abschmecken.

Dazu passt grüner Salat.

Kaffeezeit:

Wer gar nicht auf seinen Kuchen verzichten will ist mit diesen Rezepten bestens bedient.

Auf der Suche nach Kuchenrezepten ohne Milch stieß ich auf einen Heidelbeerkuchen. Auf dem Bild sah er ja ganz lecker aus, aber ich hätte frische Heidelbeeren in großer Menge benötigt und ich hatte nur ein Glas davon. Ich beschloss daher, das Rezept, Rezept sein zu lassen und nach Gefühl vorzugehen. Das Ergebnis war, dass ein Gast meiner Kinder, der erst dankend ablehnte, (weil der Kuchen durch das Vollkornmehl dunkler wirkt als mit Weißmehl) ihn doch probierte und schließlich drei Stück davon vertilgte. Ich selbst wollte an diesem Tag eigentlich nur schmale Kost essen, doch auch ich verdrückte drei Stücke des noch warmen Hefekuchens. Das Ergebnis war, dass ich trotzdem etwas abnahm, da der Kuchen nur wenige Kalorien enthält.

In warmen Zustand schmeckt Hefekuchen am besten. Man sollte ihn auf jeden Fall noch am gleichen Tag essen. Obwohl er am nächsten Tag auch noch schmeckt, lässt die Qualität dann doch schon nach.

Heidelbeerkuchen

Zubereitungszeit 20 Min. + 40 Min. Backzeit

Für den Vorteig:

30g Hefe
3 EL Mehl
¼ l Wasser oder Sojamilch (anstelle der Kuhmilch)
1 EL Honig

Für den restlichen Teig:

500g Dinkelvollkornmehl (davon die 3 EL für den Vorteig)
1 Ei (ich nehme nur noch das Eigelb, um das Eiweiß zu meiden)
50g Reformhaus-Margarine
Honig nach Geschmack (2 EL)
Eine Priese Salz
Für die Streusel:
200g Dinkelvollkornmehl (am besten frisch gemahlen)
1-2 EL Honig
80g zerlassener Margarine
Für die Füllung:
4 EL Stärkemehl
Zimt
1 Glas Heidelbeeren beispielsweise von Natreen
1 EL Honig

Zubereitung:

Die Vorteigzutaten miteinander mischen und an warmer Stelle zugedeckt etwa eine Viertelstunde gehen lassen. Die Margarine für die Streusel in eine Metallschüssel geben und auch am gleichen Ort schmelzen lassen.

Nun den Herd auf 200 Grad vorheizen.

Die Margarine und den Honig für den Teig mit dem Ei vermischen, dann abwechselnd Mehl und Vorteigmasse unterrühren. Teig kneten, auf einem gefetteten oder bemehlten Bachblech ausbreiten. Während man den Teig zubereitet, kann man die Heidelbeeren schon in einem Topf erhitzen, Honig dazu geben und mit einer Prise Zimt würzen.

Kurz bevor die Masse kocht, rührt man die in etwas Wasser gelöste Speisestärke unter und verteilt das Ganze auf dem Teig. Die geschmolzene Margarine mit den 200g Vollkornmehl und dem Honig mischen. Die Streusel mit den Fingern zerkrümeln und über den Kuchen verteilen.

Dann den Kuchen bei 200 Grad 40 Min. backen, Umluft: 175 Grad. und 35 Min.

Rührteig-Apfelkuchen

Einen Rührteig kann man in jedem guten Kochbuch nachlesen. Der Unterschied zu unserem besteht darin, dass wir die Milch durch Wasser oder Sojamilch ersetzen und den Zucker durch Honig. Als ich dies das erste Mal ausprobierte, erzählte ich meinen drei Männern (Mann und zwei Söhne) nichts davon, weil ich ihr unvoreingenommenes Urteil hören wollte. Ich musste den gleichen Kuchen am nächsten Tag gleich noch einmal backen, weil er schon am ersten Tag radikal verputzt wurde.

Zubereitungszeit einschließlich Backzeit: 75 Min. (15 + 60 Min.)

Zutaten:

500g Dinkelvollkornmehl
2-5 Eier
¼ l Wasser oder Sojamilch
125g Reformhaus-Margarine
4 EL Honig
eine Priese Zimt
1 Päckchen Backpulver
3 Äpfel

Zubereitung:

Margarine schaumig rühren, Honig und Eier dazu geben, verrühren. Abwechselnd das mit Backpulver vermischte Mehl und Wasser (bzw. Sojamilch) einrühren. Zimt nach Geschmack, doch nicht zuviel. Äpfel waschen, entkernen, in kleine Stücke schneiden und mit dem Kochlöffel unter den Teig heben. Die Kuchenform (ich nehme eine Gugelhupfform) einfetten und mit Semmelbrösel auskleiden. Den Teig hinein geben und bei 175 Grad 60 Min. backen.

Arancakuchen

Diesen Kuchen bereitete ich früher mit Sahne zu, doch ist sie gar nicht nötig, denn es geht auch mit Soja. Er schmeckt überraschend frisch.

Zutaten:

125 g Dinkelvollkornmehl
125 g Dinkelmehl
2 EL Honig
1 Eigelb
125 g Sojamargarine
2 Packungen Arancacreme von Dr. Oetker
400 g Cremige Sojamilch

Zubereitung:

Aus dem Mehl, Honig, Ei und der Margarine einen Mürbteig bereiten, 30 Min. ruhen lassen. Den Teig in einer Springform geben und mit der Gabel einige male einstechen und dann 20 Min. bei 175 Grad backen. Wenn der Boden ausgekühlt ist, die zwei Packungen Arancapulver in 400 ml Wasser mit dem Mixer einrühren, bis eine schaumige Masse entstanden ist. Diese unter die 400 g cremige Sojamilch unterheben und das Ganze auf den Boden geben und glattstreichen. Gekühlt aufbewahren und servieren.

Abendessen

Ich persönlich esse Abends nur noch Obst und Gemüse. Wem das jedoch nicht ausreicht, der sollte es mit Gemüsebrotaufstrichen probieren, die genauso gut aufs Frühstücks(vollkorn)brot passen.

Avocadoaufstrich

Diesen Aufstrich bereitete ich bei einer Tagung für das gemeinsame Frühstück, mit dem Ergebnis, dass ich ihn am nächsten Morgen gleich noch einmal machen musste, weil er so gut ankam.

Zubereitungszeit: 8 Min.

Zutaten für ca. 5 Brote:

1 reife Avocado; sie muss auf Druck leicht nachgeben
frische und eingefrorene Kräuter (Schnittlauch auf jeden Fall) nach Geschmack
1 Zwiebel
Salz und Kräutersalz

Zubereitung:

Die Avocado halbieren, den Kern entfernen, das Fruchtfleisch mit einem Löffel heraus heben und mit einem Pürierstab pürieren oder mit einer Gabel zerdrücken. Die Zwiebel fein hacken und untermischen. Das gleiche geschieht mit den Kräutern. Mit Salz und Kräutersalz würzen. Der Aufstrich wird nicht braun wenn man einige Tropfen Zitronensaft hineinträufelt und kann im Kühlschrank mehrere Tage aufbewahrt und verzehrt werden.

Wer es gerne noch etwas deftiger mag, kann noch eine Knoblauchzehe pressen und untermischen. Dann ist es jedoch als Frühstücksaufstrich weniger geeignet. Es sei denn, man will die Kollegen vergraulen.

Dazu passen übrigens ganz hervorragend blaue Trauben.

Rettichrohkost

Dieses köstliche Abendessen ist ganz einfach zuzubereiten und schmeckt überraschend gut.

Zubereitungszeit 10 Min.

Zutaten für 1 bis zwei Personen:

1 Rettich
Salz
Sojamilch
Kresse oder andere Kräuter

Zubereitung:

Den Rettich schälen, klein raspeln und salzen. Eine halbe Stunde stehen lassen, das nimmt dem Rettich die Schärfe. Sojamilch darüber gießen, Kräuter drüber streuen. Das Ganze mischen. Eventuell mit Kräutersalz nachwürzen und Dinkelbrot mit Kräuterbutter dazu essen.

Tomatenmarkaufstrich

Wer es gerne deftig mag, der sollte diesen Brotaufstrich einmal probieren. Auf frisches Dinkelbrot gestrichen, kann man einfach nicht genug davon bekommen.

Zutaten für 1 Person:

1 kleine Dose Tomatenmark
4 EL cremige Sojamilch
Frische Kräuter
Kräutersalz

Zubereitung:

Das Tomatenmark in eine kleine Schüssel geben, mit der Sojamilch glatt rühren, die Kräuter untermischen und mit Salz und/oder Kräutersalz abschmecken.

Literatur

Bankhofer, Prof. Hademar, *Naturtees, Die geheime Wirkung der Kräutertees*, Genf 1994

Butlar, Johannes von, *Die Vitalstrategie*, Klosterneuburg 2000

D`Adamo, Dr. Peter und Catherine Whitney, *4 Blutgruppen, Vier Strategien für ein gesundes Leben*, München 2001

Diamond, Harvey und Marilyn, *Fit fürs Leben*, Fit for Life, München 1986

Jentschura, Peter und Josef Lohkämper, *Gesundheit durch Entschlackung*, Münster 2000

Kraske, Dr. med. Eva-Maria, *Wie neugeborgen durch Säure-Basen-Balance*, München 1996

Oberbeil, Klaus, *Fit durch Vitamine*, München 2000

Oberbeil, Klaus, *Fitmacher für jeden Tag*, München 1998

Simonsohn, Barbara, *Die sagenhafte Heilkraft der Ananas*, 2000

Strunz, Dr. med. Ulrich, *forever young – Das Erfolgsprogramm*, München 1999

Treutwein, Norbert, *Übersäuerung, krank ohne Grund?,* München 2001

Eine interessante Seite für weitere Informationen und Einkaufsquelle zu gesundem Essen ist: www.LebeGesund.de

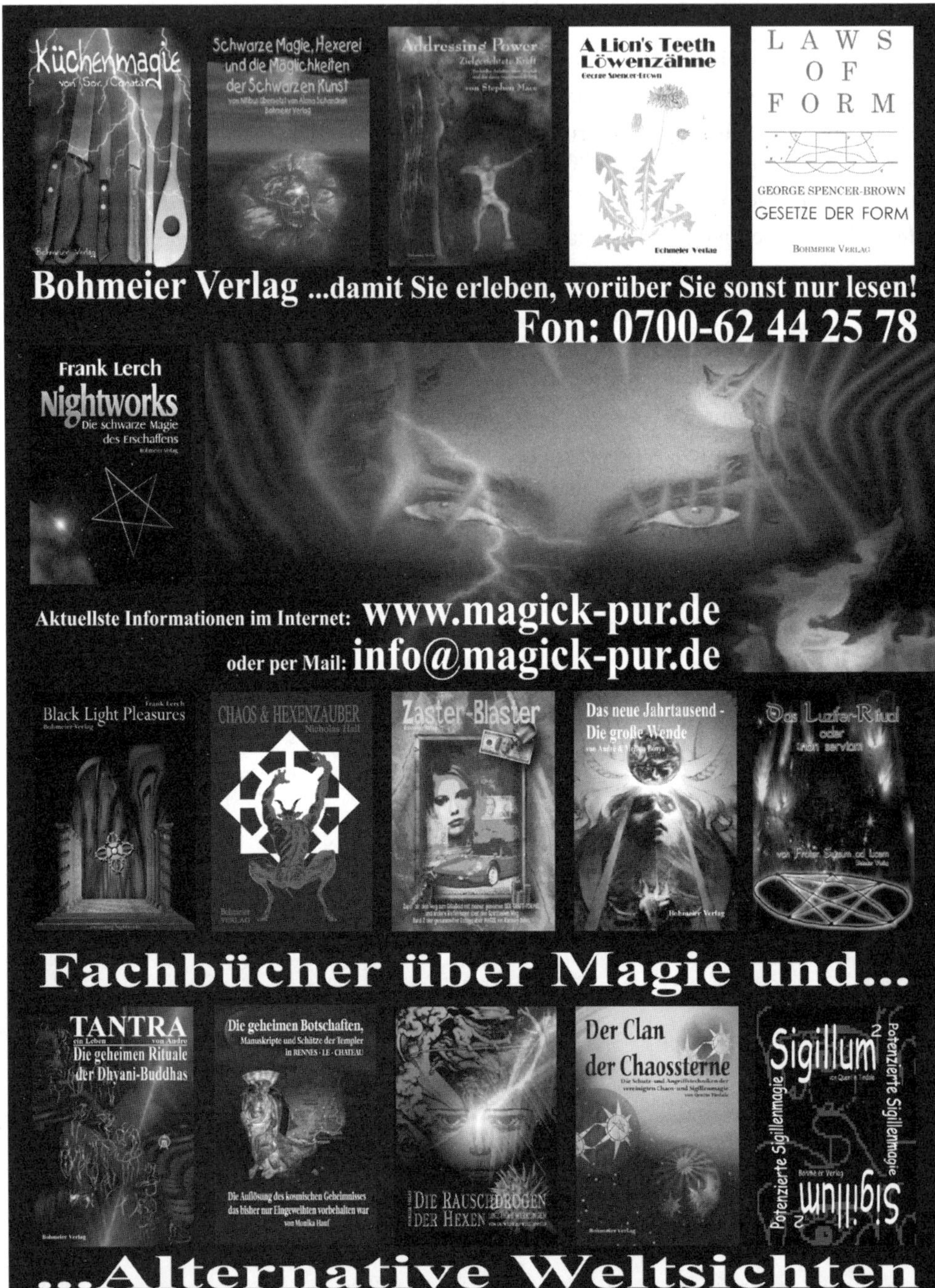
Küchenmagie
Schwarze Magie, Hexerei und die Möglichkeiten der Schwarzen Kunst
Addressing Power
von Stephen Mace
A Lion's Teeth
Löwenzähne
George Spencer-Brown
Bohmeier Verlag
LAWS OF FORM
GEORGE SPENCER-BROWN
GESETZE DER FORM
BOHMEIER VERLAG
Bohmeier Verlag ...damit Sie erleben, worüber Sie sonst nur lesen!
Fon: 0700-62 44 25 78
Frank Lerch
Nightworks
Die schwarze Magie des Erschaffens
Aktuellste Informationen im Internet: www.magick-pur.de
oder per Mail: info@magick-pur.de
Frank Lerch
Black Light Pleasures
CHAOS & HEXENZAUBER
Nicholas Hall
Zaster-Blaster
Das neue Jahrtausend - Die große Wende
Bohmeier Verlag
Das Luzifer-Ritual
Fachbücher über Magie und...
TANTRA
ein Leben von Andre
Die geheimen Rituale der Dhyani-Buddhas
Die geheimen Botschaften, Manuskripte und Schätze der Templer in RENNES - LE - CHATEAU
Die Auflösung des kosmischen Geheimnisses das bisher nur Eingeweihten vorbehalten war
von Monika Hauf
DIE RAUSCHDROGEN DER HEXEN
Der Clan der Chaossterne
Sigillum²
Potenzierte Sigillenmagie
...Alternative Weltsichten